Bayr

Kybernetische Denkmodelle der Homöopathie

Kybernetische Denkmodelle der Homöopathie

Steuerungen und Informatik

Von Dr. med. Georg Bayr

Mit 19 Abbildungen

HAUG

Karl F. Haug Verlag · Heidelberg

CIP-Kurztitelaufnahme der Deutschen Bibliothek

Bayr, Georg:
Kybernetische Denkmodelle der Homöopathie :
Steuerung u. Informatik / Georg Bayr. –
Heidelberg : Haug, 1982.
ISBN 3-7760-0658-7

Verlags-Nr. 8235 ISBN 3-7760-0658-7

Herstellung: Druckhaus Darmstadt GmbH, Kleyerstraße 9, 6100 Darmstadt

Inhalt

Einleitung

Homöopathie und Kybernetik

Die Kybernetik beschäftigt sich vor allem mit Steuerungen und Regelungen sowie mit Informationsübertragungen. Die Probleme der Homöopathie erstrecken sich auf beide Gebiete. Kybernetisch gesehen ist die homöopathische Behandlung eine besondere Art von therapeutischer *Steuerung geregelter Systeme*. Andererseits sind die meisten Zubereitungen der homöopathischen Pharmazie in die *Kategorie der Informationen* einzuordnen.

Der I. Abschnitt dieser Studie befaßt sich daher mit der homöopathischen Steuerung und der auftretenden sogenannten *Wirkungsumkehrung*. Die homöopathische Steuerung wird am *Regelkreis* dargestellt und mit den therapeutischen Steuerungen der Lehrmedizin verglichen. Dazu dient ein „kleines Regelkreismodell“, welches auch Aussagen über den umstrittenen Begriff der Lebenskraft zuläßt.

Der II. Abschnitt erläutert die *individuelle Art* der homöopathischen Steuerung. Dazu dient ein „großes Regelkreismodell“, welches die individuell variablen Krankheitsprozesse an besonderer Stelle abbildet. Gleichzeitig wird das Prinzip der *Stufenfunktion* ultrastabiler Systeme zur Beschreibung der Erkrankung herangezogen.

Der III. Abschnitt behandelt schließlich die homöopathische Informatik. Da der verarbeitete Arzneistoff in den meisten Zubereitungen der Homöopathie nur noch *in äußerst geringen Mengen* oder vielleicht überhaupt nicht mehr vorhanden ist, kann die Homöopathie in diesen Fällen nicht mehr als eine Sonderform der Chemotherapie bezeichnet werden. Da diese Präparate auch bei Tieren zu Behandlungserfolgen führen, kann man andererseits auch nicht von ausschließlich suggestiven Wirkungen sprechen. Es müssen medikamentöse Effekte vorliegen, die unter diesen Umständen nur auf *Übertragungen arzneilicher Informationen* beruhen können.

Blockschaltbild und Schwarzer Kasten

Die Denkmodelle dieser Studie sind graphisch als Blockschaltbilder dargestellt. Die Methode der Blockschaltbilder besteht darin, daß man bestimmte Funktionskomplexe zu Blöcken zusammenfaßt, weil der strukturelle Aufbau dieser Funktionskomplexe im einzelnen nicht oder nur zum Teil bekannt ist oder vernachlässigt werden kann, da er für die Untersuchung bestimmter Zusammenhänge unwesentlich ist [1]. Blöcke dieser Art werden als Schwarze Kästen bezeichnet, ,,schwarz" deshalb, weil ihre Struktur nicht durchsichtig ist [2]. Gerade in der Biologie ist man häufig nicht in der Lage, alle inneren Zustände eines Systems zu erfassen und ist darauf angewiesen, einzelne Systemteile als Schwarze Kästen zu behandeln.

Die Anerkennung Schwarzer Kästen ermöglicht es, über vorläufig oder grundsätzlich unerforschbare Wissenslücken hinweg, die allgemeinen Wirkflüsse der Homöopathie einsichtig zu machen. Einem streng naturwissenschaftlichen Vorgehen, das nur lückenlose Kausalketten zuläßt, sind diese Einsichten dagegen unzugänglich.

Keine unzulässige Reduktion

Die Abbildung biologischer Vorgänge in einem kybernetischen Modell bedeutet zwar immer eine hochgradige Abstraktion, da nur die entscheidenden Wirkflüsse Beachtung finden. Sie bedeutet aber niemals eine unzulässige Reduktion von Phänomenen des Lebens auf das Niveau der Physik.

Die kybernetischen Prinzipien der Regelung und der Imformatik beziehen sich nicht ausschließlich auf die Technik. Sie wurden auch nicht nur auf dem Gebiet der Technik erkannt und von dort in die Biologie getragen. Die historische Entwicklung zeigt vielmehr, daß die Ansätze für ein kybernetisches Denken parallel und unabhängig voneinander sowohl in der Technik als auch in der Biologie erarbeitet wurden [3]. Das gemeinsame Prinzip der technischen und der biologischen Regelung erkannte um 1940 *H. Schmidt,* damals Ingenieur in Berlin. Aber erst der amerikanische Mathematiker *N. Wiener* vermochte es, diese grundlegende Erkenntnis u. a. durch sein epochemachendes Werk aus dem Jahre 1948 über ,,Regelung und Nachrichtenübertragung in Lebewesen und in der Maschine" [4] der Wissenschaft und der Öffentlichkeit in ihrer vollen Bedeutung bewußt zu machen.

Aus der Zusammenarbeit von Technik und Biologie ergab sich auch eine gemeinsame Terminologie, die von der Biologie mitgeprägt wurde.

Ausdrücke wie Sollwert oder Information entstammen sogar humanen Bereichen. Das Wort Kybernetik selbst leitete *Wiener* bekanntlich vom griechischen Wort für Steuermann ab und nahm damit ebenfalls auf eine menschliche Leistung Bezug.

Kybernetische Betrachtungen biologischer Phänomene sind somit schon aufgrund der geschichtlichen Entwicklung nicht zurückzuweisen. Auch regelungstheoretische und informationstheoretische Interpretationen der homöopathischen Regulationstherapie dürfen nicht als unzulässige Reduktionen biologischer Vorgänge auf das Niveau physikalischer Abläufe mißverstanden werden.

Aussagen

Die kybernetischen Erörterungen erheben nicht den Anspruch, die Wirksamkeit der homöopathischen Therapie zu beweisen. Dies bleibt klinischen und experimentellen Untersuchungen vorbehalten. Die Modelle zeigen aber *die logische Denkmöglichkeit* der Wirkwege und Erfolge.

Schließlich sind die vorgelegten Denkmodelle auch als *eine Definition der Homöopathie* anzusehen. Sie sollen von einem bestimmten Gesichtspunkt aus zusätzlich zu den bisherigen Formulierungen definieren, was unter homöopathischer Regulationstherapie zu verstehen ist.

I. Therapie am Regelkreis

1. Der Regelkreis bildet die Grundlage der Denkmodelle

Die Abbildung des Regelkreises

Die homöopathische Therapie stellt eine besondere Art der *Steuerung geregelter Systeme* dar, denn man darf annehmen, daß nahezu alle biologischen Funktionen im Sinne der Kybernetik „geregelt" sind. Bei der Entwicklung von Denkmodellen der homöopathischen Therapie ist es daher zweckmäßig, vom *Regelkreis* auszugehen.

Das Prinzip der Regelung kann als bekannt vorausgesetzt werden. Dennoch soll die hier gewählte Art der Darstellung des Regelkreises kurz erläutert und die Terminologie der Regelung in Erinnerung gerufen werden.

Die Regelstrecke

Ein Regelkreis besteht aus einer Regelstrecke und einer Regeleinrichtung (Abb. 1). Die Regelstrecke ist in den folgenden Darstellungen stets im unteren Teil der Abbildungen wiedergegeben. Sie ist der *Zielbereich* des Systems, dessen Zustand oder Verhalten Störgrößen ausgesetzt ist, aber von einer oder mehreren systemeigenen Stellgrößen immer wieder in die Grenzen der Sollwerte zurückgeführt, d. h. geregelt wird. Die Parameter, welche an der Regelstrecke gemessen und geregelt werden, bilden die *Regelgrößen*. Ihre jeweils vorliegenden Werte werden als *Istwerte* bezeichnet. Als Regelgrößen kommen in biologischen Systemen nicht nur physikalische Gegebenheiten wie Temperaturen, Drucke, Substanzkonzentrationen und ähnliches in Betracht, auch nicht ohne weiteres meßbare Beobachtungsparameter, die sich auf animalische Grundfunktionen wie Schlaf, Atmung, Nahrungsaufnahme sowie Verdauung, Haut- bzw. Schleimhauttätigkeit und ähnliches beziehen, selbst Beobachtungsparameter, die das komplexe humane motorische und psychische Verhalten kennzeichnen, können als Regelgrößen angesehen werden.

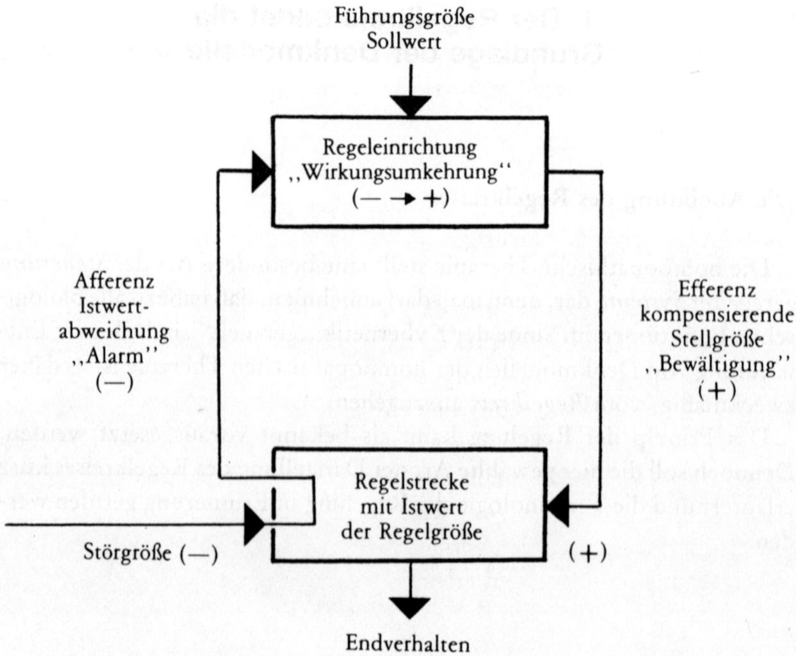

Abb. 1: Der Regelkreis

Die Regeleinrichtung

Den zweiten und entscheidenden Teil des Regelkreises bildet die Regeleinrichtung. Es wird in dieser Studie nicht wie bei den relativ einfachen Systemen der Technik von Regler gesprochen, sondern der Ausdruck Regeleinrichtung bevorzugt, der zur Bezeichnung komplexer diesbezüglicher Gegebenheiten ebenfalls gebräuchlich ist. Die Regeleinrichtung ist der Regelstrecke gewissermaßen übergeordnet und ist daher in den folgenden Darstellungen stets im oberen Teil der Abbildungen wiedergegeben. Zur Regeleinrichtung gehören streng genommen nicht nur die datenverarbeitenden Instanzen des Regelkreises, sondern auch die Afferenz von der Regelstrecke und die Efferenz zur Regelstrecke zurück. In den folgenden Darstellungen wird der Begriff der Regeleinrichtung jedoch etwas enger gefaßt und betrifft nur den *Block der datenverarbeitenden Instanzen.* Afferenz und Efferenz werden zur klareren Darstellung der in Rede stehenden Sachverhalte gesondert abgebildet.

Die Störgrößenaufschaltung

Die Störgrößenaufschaltung *an der Regelstrecke*, welche die Ablenkung der Regelgröße bewirkt, ist stets von links kommend angegeben. Der Wirkfluß der Regelung folgt sodann dem Uhrzeigersinn, so daß der Eingang der Regeleinrichtung links liegt. Dadurch kann auch eine Störgrößenaufschaltung *an der Regeleinrichtung*, mit welcher bei homöopathischen Steuerungen ebenfalls zu rechnen ist, von links kommend angegeben werden. Auf diese Weise wird die Übersichtlichkeit der Abbildungen gewährleistet und der Vergleich der verschiedenen möglichen homöopathischen Steuerungen erleichtert.

Der Wirkfluß

Der Istwert einer Regelgröße oder die Information über diesen wirkt von der Regelstrecke über die Afferenz des Regelkreises auf die Regeleinrichtung weiter. In der Regeleinrichtung wird der jeweilige Istwert der Regelgröße mit dem vorgegebenen *Sollwert* der entsprechenden Führungsgröße verglichen. Die Differenz zwischen einem abgelenkten Istwert und dem Sollwert stellt die *Regelabweichung* dar. Aufgrund der jeweiligen Regelabweichung und einer diesbezüglichen Programmierung bildet die Regeleinrichtung antagonistische, kompensierende Impulse geeigneter Art und Stärke. Diese Impulse aktivieren über die Bahnen der Efferenz die Stellglieder des Regelkreises, deren *Stellgrößen* mit angemessenen Stellwerten auf die Regelstrecke zurückwirken und dort den abgelenkten Istwert der Regelgröße seinem Sollwert so lange annähern, bis Übereinstimmung erzielt ist. Dieser Funktionsablauf wird durch die ringförmige Anordnung der Instanzenkette möglich, welche den Wirkfluß schließlich wieder zur Ausgangsgröße zurückführt.

Die „Umkehrung" der Wirkungsrichtung

Die Regelung beruht auf einem dauernden Messen, Vergleichen und Stellen, einem *Messen* des augenblicklichen Istwertes der Regelgröße an der Regelstrecke, einem *Vergleichen* dieses Istwertes mit dem Sollwert in der Regeleinrichtung und einem *Stellen* der abgelenkten Regelgröße wiederum an der Regelstrecke.

Dabei ist ein Phänomen für die folgenden Untersuchungen von besonderer Bedeutung. Der Wirkfluß erfährt in der Regeleinrichtung sozusagen einen Vorzeichenwechsel oder eine *Umpolung*. Wenn eine Störgröße eine Erhöhung des Istwertes einer Regelgröße verursacht und diese Erhöhung des Istwertes von der Regelstrecke auf die Regeleinrichtung weiterwirkt, aktiviert die Regeleinrichtung senkende Stellgrößen. Wenn eine Störgröße dagegen den Istwert der Regelgröße senkt, so kommt es über die Regeleinrichtung letztlich zu steigernden Impulsen. Man kann von einer *Wirkungsumkehrung*, von einer Umkehrung der Wirkungsrichtung sprechen, die in jedem Regelkreis *obligat* erfolgt. Diese Wirkungsumkehrung ist in den Denkmodellen der Homöopathie deshalb so bedeutungsvoll, weil die Umkehrung der pharmakologischen Wirkungstendenz eines Arzneimittels zu einer gegensinnigen therapeutischen Wirksamkeit, welche die homöopathische Therapie kennzeichnet, auf diesem Sachverhalt beruht.

2. Auch die Spontanheilung ist eine Leistung von Regelkreisen

Das vereinfachte Modell

Im Hinblick auf die homöopathische Therapie sind die Wirkwege der Spontanheilung deshalb interessant, weil die homöopathische Steuerung von Regelkreisen zum Teil dieselben Instanzen aktiviert, die auch bei der Spontanheilung eine Rolle spielen.

Zur allgemeinen Beschreibung der Wirkflüsse einer Spontanheilung ist es zulässig, alle beteiligten Regelkreise des Organismus in einem einzigen Regelkreis zusammenzufassen, wie er in Abb. 1 wiedergegeben ist. Ebenso werden auch für alle folgenden Fragestellungen sämtliche in Betracht kommenden Funktionen vereinfachend am Modell eines einzigen Regelkreises untersucht.

Die Störgröße

Für das Verständnis der Spontanheilung drängt sich ein Wirkungsablauf im Sinne der Regelung geradezu auf. Die Auslösung der Erkrankung bildet die Störgröße, wobei es in diesem Zusammenhang unwesentlich ist, ob es sich um infektiöse, chemische, physikalische oder psychische Einwirkungen handelt. Die jeweilige Störgröße führt an den angesprochenen Regelstrecken, die hier in einem einzigen Block zusammengefaßt sind, zu entsprechenden Schädigungen. Die Istwerte der betroffenen Regelgrößen werden pathologisch verändert.

Die Schwarzen Kästen

Die Veränderungen der Regelgrößen können sich in einer Symptomatik äußern, welche der unmittelbaren Beobachtung zugänglich oder apparativ feststellbar ist. Im konkreten Fall ist aber anzunehmen, daß wesentliche Veränderungen an der Regelstrecke nicht faßbar sind, nicht nur wegen der Kürze der zur Verfügung stehenden Zeit, sondern grundsätzlich wegen der Komplexität und Variabilität der Verhältnisse. Somit ist der Block der *Regelstrecke als Schwarzer Kasten* anzusehen, in dem nur Teilbereiche kausalanalytisch erforschbar sind.

Es ist unbestritten, daß bei zahlreichen Erkrankungen spontane Remissionen oder spontane Heilungen möglich sind. Diese Tatsache zwingt zu der Annahme von Regeleinrichtungen, welche in der Lage sind, auf die Veränderungen an der Regelstrecke zu reagieren und kompensierende Stellimpulse zu produzieren. Diese Regeleinrichtungen muß man auch dann postulieren, wenn sie im konkreten Falle aufgrund ihrer Komplexität nur teilweise oder überhaupt nicht definiert und lokalisiert werden können. Ebenso wie die Regelstrecke wird daher auch die gesamte *Regel-*

einrichtung als Schwarzer Kasten aufgefaßt und in einem einzigen Block dargestellt. Über die Efferenz des Regelkreises wirken die kompensierenden Stellimpulse auf die Regelstrecke zurück und führen dort in günstig gelagerten Fällen zur Besserung oder zur Heilung.

Alarm und Bewältigung

Die Afferenz der veränderten Istwerte von der Regelstrecke zur Regeleinrichtung stellt gewissermaßen einen Alarm dar. Die Efferenz der kompensierenden Stellimpulse von der Regeleinrichtung zur Regelstrecke entspricht der Bewältigung der Störung.

Gesundheit und Krankheit

Die Betrachtung der Spontanheilung im Sinne der Regelungslehre legt auch eine Modifikation der Definitionen von Gesundheit und Krankheit nahe. Leistungsfähige Regeleinrichtungen sind immer wieder imstande, die durch Störgrößen veränderten Istwerte an der Regelstrecke rasch über gegensinnig wirkende Stellgrößen in den Bereich der Sollwerte zurückzuführen. Solange der Organismus fähig ist, diese Leistungen zu vollbringen, ist er gesund. Die bekannte Definition der Gesundheit als „Zustand völligen körperlichen, seelischen und sozialen Wohlbefindens" läßt diese Dynamik außer acht. Gesundheit ist nicht so sehr ein Zustand als vielmehr eine Fähigkeit, und zwar die *Fähigkeit der Regeleinrichtung* und ihrer Stellglieder, während der Einwirkung einer Störgröße die Istwerte der Regelstrecke in den Sollbereichen zu halten oder nach einer Störung das Sollverhalten alsbald wieder herzustellen. Die Ursache einer Erkrankung liegt dementsprechend meist in der angeborenen oder erworbenen *Unfähigkeit der Regeleinrichtung* und ihrer Stellglieder, im Falle einer Störeinwirkung in geeigneter Weise in Funktion zu treten.

Nur selten ist die Störgröße auch die ausschlaggebende Ursache einer Erkrankung. Es ist dies dann der Fall, wenn die Störgröße etwa bei einer Sepsis eine Stärke erreicht, die jede Regeleinrichtung auf alle Fälle überfordert. Ansonsten ist die *Störgröße als Auslösung* zu bezeichnen und die individuelle *Insuffizienz der Regeleinrichtung* im Spiele der ätiologischen Faktoren in erster Linie *als Ursache* einer Erkrankung anzusehen.

3. Am Regelkreis werden drei therapeutische Möglichkeiten erkennbar

Die Elimination der Störgrößen

Wenn der Regelkreis der Einwirkung einer Störgröße nicht gewachsen ist und krankhaft veränderte Istwerte an der Regelstrecke über längere Zeit bestehen bleiben, ist eine Behandlung angezeigt.

Sofern die Störgröße, welche die Regelung überfordert, erkennbar ist, kann der Therapeut eine Elimination der Störgröße in die Wege leiten, um den Regelkreis zu entlasten (Abb. 2,1). Die Fernhaltung schädigender physischer und psychischer Milieueinwirkungen und die antimikrobielle Behandlung von Infektionskrankheiten sind die wichtigsten Beispiele dieser Art der Therapie. Nach einer ausreichenden Verminderung der Störreize kann auch ein anfälliger Regelkreis, der nur über eine konstitutionell schwache Regeleinrichtung verfügt, das Gleichgewicht an der Regelstrecke häufig wiederherstellen, so wie er dieses bereits vor der Störung aufrechtzuerhalten vermochte.

Die direkte Kompensation

In den zahlreichen Krankheitsfällen, in welchen eine Elimination der Störgröße nicht möglich ist oder nicht ausreicht, kann der Therapeut die Funktionsabweichungen an der Regelstrecke durch *antagonistisch wirkende Maßnahmen* korrigieren, die unmittelbar an der Regelstrecke angreifen (Abb. 2,2). Die meisten heute üblichen Medikamente werden in dieser Absicht gegeben. Grob gesehen handelt es sich teils um Stimulationen geschwächter Funktionen, teils um Inhibitionen überschießender Funktionen; aber auch Substitutionen dürfen in diesen Zusammenhang gestellt werden, da man den Ausgleich eines Mangels ebenfalls als eine Art Antagonisierung ansehen kann.

In allen diesen Fällen bestimmt der Therapeut die Art und Stärke der Kompensation. Die ohnehin insuffiziente Regeleinrichtung wird kaum in Betracht gezogen. Man kann daher von einer *passiven Kompensation* sprechen, so wie man auf dem Gebiet der Prophylaxe von einer passiven Immunisierung spricht, wenn dem Organismus die fertigen Antikörper zugeführt werden.

Eine Steuerung durch Stellgrößenaufschaltung an der Regelstrecke

Kybernetisch gesehen handelt es sich bei der direkten Kompensation von Funktionsstörungen durch antagonistisch wirkende Medikamente um eine *Steuerung durch Aufschaltung von Stellgrößen an der Regelstrecke*. In der Abb. 2,2 sind sie von rechts kommend eingetragen, einerseits weil auch die systemeigenen Stellgrößen des Regelkreises bei der gewählten Darstellungsweise von rechts in den Block der Regelstrecke einfließen, andererseits um den Antagonismus von Stör- und Stellgrößen auch durch eine gegensinnige Pfeilrichtung wiederzugeben.

Bei der direkten Kompensation lassen sich bekanntlich nicht immer *unerwünschte Nebenwirkungen* vermeiden. Die künstlichen Stellgrößen, die sich an den behandlungsbedürftigen Regelstrecken zur Kompensation

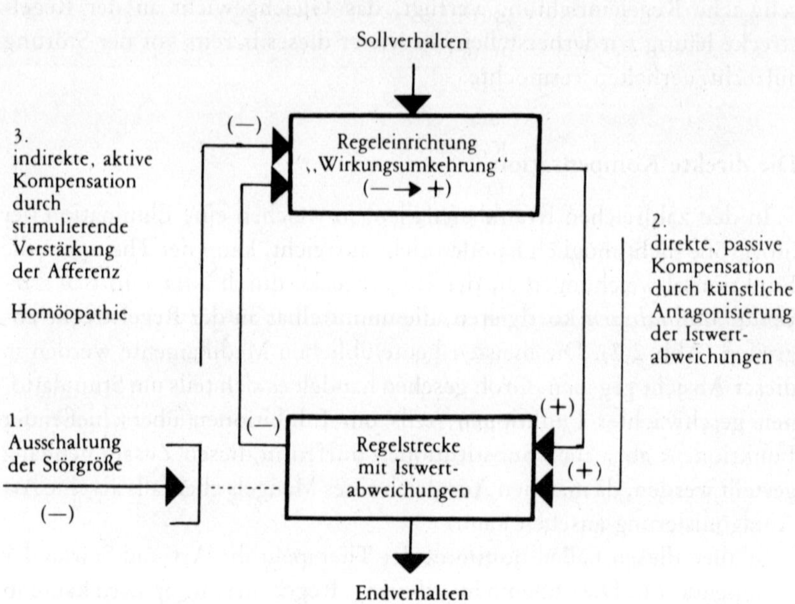

Abb. 2: Synopse der 3 Möglichkeiten, einen Regelkreis therapeutisch zu steuern
1. Suppression der Störgröße
2. Antagonisierung der Regelabweichungen
3. Stimulation der Regeleinrichtung

der Istwertabweichungen eignen, wirken nicht selten gleichzeitig an Regelstrecken anderer Regelkreise, die sich noch im Gleichgewicht befinden, unbeabsichtigt als Störgrößen, die dann ihrerseits ebenfalls antagonisiert werden müssen.

Direkte Kompensationen an Afferenzen oder Efferenzen

Die derzeitige Kenntnis zahlreicher Wirkflüsse erlaubt es, das Prinzip der direkten Antagonisierung und Kompensation auch auf Afferenzen oder Efferenzen von Regelkreisen auszudehnen. Es können Substanzen eingesetzt werden, deren gezielte Wirkungen diejenigen Instanzen von Regelkreisen antagonistisch beeinflussen, die Betriebsstörungen aufweisen. Es sind dies Substanzen, die am retikulären, am limbischen, am extrapyramidalen oder am hypothalamischen Apparat angreifen, weiterhin Substanzen, welche auf eine nervale oder humorale Afferenz oder Efferenz einwirken sowie schließlich Substanzen, welche Rezeptoren oder Effektoren der Peripherie steuern. Aber alle diese Maßnahmen verwirklichen im Grunde dieselbe Konzeption wie die direkte Antagonisierung von Regelgrößen an der Regelstrecke. Es sind lediglich neu erkannte Ansatzpunkte, welche in diesen Fällen unmittelbar gegensinnige Korrekturen auch außerhalb der eigentlichen Regelstrecke zulassen.

Um eine einfachere und klarere Darstellung des Wesentlichen zu gewährleisten, wird jedoch in den weiteren Ausführungen von diesen antagonisierenden Korrekturen an Afferenzen oder Efferenzen abgesehen und stellvertretend für alle Arten der Antagonisierung nur die Antagonisierung von Istwertabweichungen an der Regelstrecke in Betracht gezogen und mit anderen therapeutischen Wirkflüssen verglichen.

Eine dritte therapeutische Möglichkeit

Wenn die naturgegebenen Regeleinrichtungen eines Kranken im behandlungsbedürftigen Bereich vorübergehend oder dauernd völlig funktionsunfähig sind, dann sind die Ausschaltung von Störgrößen und die direkte, passive Kompensation von Abweichungen die einzig möglichen

Wege der therapeutischen Hilfe. Ein völliges Versagen der Regelung liegt aber zumindest bei Beginn einer Erkrankung nur selten vor. Man darf vielmehr annehmen, daß sich die Regelung auch im Krankheitsfall meist noch bis zu einem gewissen Grade in Gang befindet, und man darf weiterhin annehmen, daß diese im Krankheitsfall insuffiziente Regelung häufig einer therapeutischen Stimulation zugänglich ist.

Sofern der Regeleinrichtung eines Kranken im behandlungsbedürftigen Bereich eine Leistungssteigerung zugemutet werden kann, wird man daher aufgrund der Struktur des Regelkreises außer der Elimination von Störgrößen und der unmittelbaren Antagonisierung von Abweichungen als *prinzipielle Alternative* eine *dritte therapeutische Konzeption* ins Auge fassen. Es müßte möglich sein, am Eingang der Regeleinrichtung einen Wirkfluß aufzuschalten, der die insuffiziente Regeleinrichtung anregt, ihre Stellimpulse zu verstärken oder zu verbessern, so daß der Regelkreis daraufhin *mit eigenen Mitteln* imstande ist, das Sollverhalten an der Regelstrecke wiederherzustellen (Abb. 2,3). Diese Art einer Heilbehandlung würde sich weitgehend der *Wirkwege der Selbstregulation* bedienen, auf welchen unter günstigeren Umständen die Spontanheilung abläuft. Zunächst ist diese Konzeption noch genauer zu kennzeichnen. Anschließend wird zu untersuchen sein, ob und wie sie sich in der Praxis durchführen läßt.

Die indirekte Kompensation

Während die Elimination von Störgrößen die Regelstrecke entlastet und die direkte Kompensation mit medikamentösen Stellgrößen durch eine unmittelbare Korrektur der Istwertabweichungen ebenfalls sofort auf die Regelstrecke einwirkt, führt der Wirkweg der dritten Behandlungsmöglichkeit, welche die Selbstregulation stimuliert, über die entsprechende Regeleinrichtung. Die letztlich beabsichtigte Einwirkung auf die Regelstrecke erfolgt sekundär durch verstärkte Stellgrößen, so daß eine *indirekte Kompensation* vorliegt.

Weiterhin kann man bei einer Therapie, welche die Selbstregulation anregt, so daß körpereigene Stellgrößen die erforderliche Kompensation an der Regelstrecke vollziehen, von einer *aktiven Kompensation* sprechen, so wie man auf dem Gebiet der Prophylaxe von einer aktiven Immunisierung spricht, wenn der Organismus veranlaßt wird, selbst die erforderlichen Antikörper zu bilden.

Eine Behandlung im Sinne dieser indirekten und aktiven Kompensation krankhafter Funktionsabweichungen verspricht erhebliche Vorteile. Es ist zu erwarten, daß die Stellgrößen der Selbstregulation qualitativ und quantitativ harmonischer auf die gestörte Regelstrecke einwirken als dies noch so sorgfältig gewählte und dosierte Kombinationen künstlicher Stellgrößen vermögen, die der Therapeut unmittelbar an der Regelstrecke aufschaltet. Daraus ergibt sich, daß diese Art der Therapie *keine unerwünschten Störwirkungen* an anderen, von der Erkrankung nicht ergriffenen Regelkreisen mit sich bringt. Außerdem kann eine therapeutische Stimulation der Selbstregulation auch prophylaktisch wirken, denn sie trainiert gewissermaßen die Regeleinrichtung und bahnt die Stellmechanismen. Dadurch wird *Rezidiven vorgebeugt,* da die Selbstregulation im Falle einer erneuten Einwirkung der Störgröße nun rascher und wirkungsvoller zur Geltung kommen kann.

Eine Steuerung der Regeleinrichtung

Über eine derartige Steuerung zum Zwecke der indirekten und aktiven Kompensation lassen sich von vornherein einige allgemeine Aussagen machen. Die Regeleinrichtung *reagiert nur auf die Istwerte* der zugeordneten Regelgrößen oder auf Informationen über diese Istwerte. Da jede Regeleinrichtung den Wirkfluß ihres Regelkreises „umpolt" und einen „Vorzeichenwechsel" vollzieht, müssen die therapeutisch steuernden Istwerte am Eingang der Regeleinrichtung einer *Wirkungsrichtung* entsprechen, welche der beabsichtigten Wirkungsrichtung der Stellgrößen am Ausgang der Regeleinrichtung *entgegengesetzt* ist. Wenn die Stellwerte der Selbstregulation an der Regelstrecke pathologisch erhöhte Istwerte *senken* sollen, muß die therapeutische Steuerung am Eingang der Regeleinrichtung von zusätzlich *erhöhten* Istwerten ausgehen und umgekehrt. Diese *paradox* erscheinende Vorgangsweise entspricht aber, wie die weiteren Ausführungen zeigen werden, dem Behandlungsprinzip der Homöopathie, welche therapeutische Reize einsetzt, die nicht sofort antagonistisch, sondern zunächst konsensuell wirken. Würde diese indirekte und aktive Kompensation durch zunächst konsensuell wirkende Reize, welche die Selbstregulation stimulieren, in der homöopathischen Therapie nicht schon ausgearbeitet vorliegen, müßte man die Methode aufgrund der geschilderten regelungstheoretischen Überlegungen und im Hinblick auf die zu erwartenden Vorteile geradezu neu entwickeln.

Die Einheit der Heilkunde

So verschieden die drei beschriebenen therapeutischen Konzeptionen auch sind, sie dienen doch alle demselben Organismus und lassen sich deshalb gemeinsam durch ein einziges Denkmodell abbilden. Die *Elimination* unphysiologischer Störgrößen (Abb. 2,1) und die *direkte Antagonisierung* krankhafter Funktionsveränderungen (Abb. 2,2) beeinflussen die Regelstrecke, den Zielbereich des Systems unmittelbar. Diese Therapiearten kann man ohne Kenntnis des Prinzips der Regelung und ohne Berücksichtigung der Selbstregulation des kranken Organismus sinnvoll planen und wirkungsvoll durchführen. Es ist nicht nötig, den unmittelbar gesteuerten Zielbereich als Regelstrecke aufzufassen und die systemeigenen Regulationsmöglichkeiten in den Behandlungsplan einzubeziehen.

Sobald aber der Zielbereich der therapeutischen Bemühungen als Regelstrecke angesehen wird, ergibt sich aus dem Aufbau des Regelkreises als dritte Behandlungsmöglichkeit die *indirekte Steuerung* der Regelstrecke über die Regeleinrichtung. Obwohl sich dieses Konzept grundsätzlich von den vorher genannten Methoden unterscheidet, läßt es sich dennoch an demselben Denkmodell abbilden (Abb. 2,3).

Die indirekte therapeutische Steuerung der Regelstrecke über die Regeleinrichtung ist allerdings im Vergleich zu den direkten Maßnahmen schwieriger und nicht ohne Kunstgriffe in die Tat umzusetzen. Die Regeleinrichtung ist ein Schwarzer Kasten und im konkreten Falle infolge der weitgehenden Unbestimmbarkeit ihrer hochkomplexen Funktion einer gezielten Stimulation nicht ohne weiteres zugänglich. Trotzdem praktiziert die homöopathische Medizin, wie schon erwähnt, diese indirekte therapeutische Kompensation schon seit jeher, ohne freilich von diesen oder anderen theoretischen Überlegungen ausgegangen zu sein, sondern aufgrund systematisch ausgewerteter Beobachtungen.

Die Einordnung der Homöopathie

Auf welchen Wirkwegen die homöopathische Medizin ihre Therapie, die hier als indirekte, aktive Kompensation aufgefaßt wird, zustande brachte und zustande bringt, wird in den nächsten Kapiteln und Abschnitten weiter untersucht. Vorerst ist aber nochmals deutlich hervorzuheben, daß die homöopathische Therapie, welche ein Medikament verwendet, das zunächst im Sinne der Störgröße wirkt, anstatt ihr unmittelbar entgegenzuwirken, im Rahmen der allgemeinen Therapeutik *keine völlig beziehungslose Methode* darstellt, wie dies leider auch von homöopathischer Seite früher oft behauptet wurde. Das Denkmodell der Abb. 2 zeigt vielmehr, daß die abschirmenden und die antagonistischen Maßnahmen an der Regelstrecke und die konsensuellen, homöopathischen Einwirkungen an der Regeleinrichtung verschiedene Möglichkeiten der therapeutischen Beeinflussung ein und desselben Regelsystems darstellen. Dieser übergeordnete Standpunkt läßt erkennen, daß die unterschiedlichen Methoden nur verschiedene Wege beschreiten, aber am gleichen System der gleichen Aufgabe dienen. Die Therapie der Lehrmedizin und die Homöopathie schließen sich daher auch in der Praxis nicht grundsätzlich aus, sondern lassen sich nötigenfalls auch sinnvoll kombinieren. Das Modell bildet die *Einheit der medikamentösen Heilkunde* ab, ohne die Besonderheiten der einzelnen therapeutischen Richtungen im geringsten zu verwischen.

Eine kausale Therapie

Die besten Behandlungserfolge sind zweifellos von einer kausalen Therapie zu erwarten. Im vorigen Kapitel wurde darauf hingewiesen, daß in den meisten Fällen zumindest am Beginn einer Erkrankung nicht so sehr die Störgröße, als vielmehr die *Insuffizienz der Regeleinrichtung als Ursache* der Erkrankung anzusehen ist. In diesen Fällen kann aber nur die *Stärkung der Selbstregulation als kausale Therapie* gelten.

Die homöopathische Therapie vertritt daher den folgenden allgemeinen therapeutischen Grundsatz: Wenn die Ausschaltung von Störgrößen nicht dringend ist, nicht ausreicht oder überhaupt nicht möglich ist, und wenn weiterhin keine zwingende Indikation zu einer raschen passiven Antagonisierung oder Substitution besteht, soll der Therapeut eine Stimulation der Regulationseinrichtungen anstreben, um optimale Erfolge zu erzielen. Auf dem medikamentösen Sektor bietet sich dazu in erster Linie die homöopathische Methode an.

4. Die homöopathische Praxis geht vom Ähnlichkeitssatz aus

Der Ähnlichkeitssatz

Die homöopathische Praxis geht vom sogenannten Ähnlichkeitssatz aus. Eine der historischen Formulierungen *Hahnemanns* lautet: ,,Wähle, um sanft, schnell, gewiß und dauerhaft zu heilen, in jedem Krankheitsfalle eine Arznei, welche ein ähnliches Leiden für sich erregen kann, als es heilen soll" [5]. Heute könnte man folgenden Wortlaut wählen: In einem geeigneten Krankheitsfall ist dasjenige Arzneimittel homöopathisch angezeigt, dessen Wirkung den behandlungsbedürftigen Prozeß – zumindest der Tendenz nach – an beschwerdefreien Versuchspersonen nachahmen kann.

Als Beispiel kann die Verwendung von Arsenverbindungen bei Asthma bronchiale dienen. An beschwerdefreien Versuchspersonen können Arsenverbindungen unter anderem asthmoide Zustände auslösen, andererseits zu Angstgefühlen und Schwächezuständen führen. Nach dem Ähnlichkeitssatz verwendet die Homöopathie daher Arsenverbindungen auch bei Asthma bronchiale, und zwar dann, wenn eine angstbetonte Erschöpfung besteht. Für eine homöopathische Behandlung ist ein Pharmakon *indiziert,* welches das Krankheitsbild unter Umständen *provoziert,* ein Pharmakon, welches die behandlungsbedürftigen Prozesse *nicht sofort antagonisiert,* sondern konsensuell wirkt, dadurch aber bei geeigneter, vorsichtiger Dosierung *die Selbstregulation des Kranken stimuliert.*

Unter diesen Umständen zeigt auch der toxikologische Wirkungsbereich eines Stoffes häufig Möglichkeiten einer homöopathischen Wirksamkeit an. Im Vergiftungsbild von Thallium steht beispielsweise diffuser Haarausfall im Vordergrund. Andererseits erweist sich Thallium in entsprechender Dosierung bei diffusem Haarausfall der Frauen und Kinder überraschend wirksam. *Schoeler* bezeichnete diese Art der homöopathischen Arzneiwahl treffend als *angewandte Toxikologie* [6], womit allerdings die weitreichenden Möglichkeiten der Homöopathie nur zum Teil gekennzeichnet werden.

Das nach dem Ähnlichkeitssatz gewählte Arzneimittel nennt man in der Homöopathie kurz *das Simile.* Es wird als sogenannte potenzierte Arznei verabreicht.

Die potenzierte Arznei

Ein Arzneimittel, dessen primäre Wirkungstendenz den Krankheitsprozeß zunächst nachahmt, um sekundär therapeutisch wirksame Gegenregulationen hervorzurufen, muß selbstverständlich sehr vorsichtig dosiert werden. Homöopathische Behandlungen erfolgen daher mit sogenannten Verdünnungen. Aus den weiteren Ausführungen wird hervorgehen, daß dieses Wort die Zubereitungen nicht immer richtig kennzeichnet. Es ist daher besser, den historischen Ausdruck *Potenz* beizubehalten und eine heute befriedigende Definition anzustreben.

Die Herstellung der homöopathisch verwendeten Potenzen erfolgt bekanntlich stufenweise durch wiederholte Verreibung fester Arzneistoffe mit Milchzucker oder durch wiederholte Verschüttelung flüssiger Arzneistoffe mit Wasser-Alkohol-Gemischen, meist im Verhältnis 1:10 oder 1:100. Das homöopathische Arzneibuch [7] enthält die entsprechenden Vorschriften. Verarbeitungen im Verhältnis 1:10 werden mit D (Dezimalpotenz), Verarbeitungen im Verhältnis 1:100 mit C (Centesimalpotenz) bezeichnet. D 2 kennzeichnet demnach eine 2malige Verarbeitung im Verhältnis 1:10, C 30 eine 30malige Verarbeitung 1:100.

Die ansteigenden Ziffern der Signaturen lassen zumindest bei zahlreichen anorganischen Ausgangsstoffen wahrscheinlich höchstens bis D 10 gleichzeitig auch die jeweilige Konzentration des Arzneistoffes in der jeweiligen Potenz ablesen. Bei höheren Potenzen ist dies aus Gründen, die später darzustellen sind, nicht der Fall. Die Signaturen höher potenzierter Arzneien kennzeichnen nur mehr *Größe und Anzahl der Verarbeitungsschritte und nicht Konzentrationen.*

5. Der homöopathische Schwellenreiz wirkt als Störgrößenaufschaltung an der Regelstrecke

Schwellenreize und höhere Potenzen

Die Analyse der Wirkungsmöglichkeiten potenzierter Arzneien wird dadurch erschwert, daß nicht für alle Potenzbereiche dieselben Wirkwege angenommen werden können.

Sogenannte *tiefe Potenzen*, etwa bis D 4, deren Signaturen auch als Konzentrationsangaben gelten können, sind Schwellenreize, deren Konzentrationen so weit reduziert sind, daß sie die Regelstrecke gerade noch in der gewohnten chemisch-pharmakologischen Weise zu beeinflussen vermögen. Sie wirken auf die angesprochenen Beobachtungsparameter zunächst auf denselben Wegen und in derselben Richtung wie auch stärkere Konzentrationen. Hier genügt die Annahme verhältnismäßig einfacher Mechanismen, um die gegensinnigen therapeutischen Ergebnisse bei entsprechenden Kranken begreiflich zu machen.

Die übrigen homöopathisch verwendeten Zubereitungen, die ab etwa D 6 als *mittlere Potenzen* und ab etwa D 30 als *Hochpotenzen* bezeichnet werden, sind dagegen an der Regelstrecke unterschwellig und damit sicher *an der Regelstrecke wirkungslos*. Wenn dennoch irrtumsabgesicherte Beobachtungen ihrer homöotherapeutischen Wirksamkeit vorliegen, sind für das Verständnis dieser Behandlungserfolge Wirkwege zu postulieren, die von Anfang an anders verlaufen. Zu ihrer Beschreibung war die Entwicklung einer homöopathischen Informatik notwendig. Sie ist Gegenstand des III. Abschnitts dieser Studie. Zuerst werden jedoch die Wirkwege nach Schwellenreizen untersucht.

Der Schwellenreiz als Störgrößenaufschaltung

Ein einfaches Beispiel möge die Darstellung der anzunehmenden Wirkwege nach einem homöopathischen Schwellenreiz veranschaulichen. Dazu eignet sich die Behandlung von Mundschleimhautentzündungen mit Verbindungen des Quecksilbers, für das in der Homöopathie anstelle des sprachlich unvorteilhaften Ausdrucks Hydrargyrum der historische Name Mercurius weiterhin gebräuchlich ist.

Die Mundschleimhaut wird als Regelstrecke aufgefaßt. Mechanische Reize und Bakterien bilden Störgrößen, welche die Istwerte von Regelgrößen pathologisch verändern. Bei anhaltenden Beschwerden ist die Regeleinrichtung offenbar nicht in der Lage, ausreichend kompensierende Stellimpulse zu bilden, welche die Veränderungen im Sinne einer Spontanheilung wieder normalisieren.

Nach dem Ähnlichkeitssatz fallen Entzündungen der Mundschleimhaut auch in den homöopathischen Wirkungsbereich von Mercurius, weil

Mercurius diese an beschwerdefreien Menschen provozieren kann. Mercurius ist daher ein *Simile* dieser Erkrankung und kybernetisch gesehen eine *formal ähnlich wirkende Störgröße*.

Die Abb. 3 stellt nun die Einwirkung einer Tiefpotenz dar. Mercurius wird etwa in der 3. Dezimalpotenz als Schwellenreiz verabreicht und bildet in dieser Dosierung eine *konsensuell wirkende Störgrößenaufschaltung an der Regelstrecke.*

Die zusätzlich aufgeschaltete Störgröße trifft Regelgrößen, deren Istwerte schon seit Beginn der Erkrankung von ihren Sollwerten abweichen und lenkt diese in derselben Richtung noch weiter ab. Da die Störgrößenaufschaltung in therapeutischer Absicht erfolgte und deshalb lediglich die Intensität eines Schwellenreizes besitzt, kann es nur zu einer geringen Vergrößerung der schon bestehenden Regelabweichungen kommen, die im allgemeinen klinisch gar nicht in Erscheinung tritt. Gelegentlich kann aber doch eine vorübergehende sogenannte *Erstverschlimmerung* auftreten. Sie ist nicht ganz unerwünscht, da sie dem Therapeuten bestätigt, daß er die oft schwierige Wahl des Simile richtig getroffen hat.

Die Umkehrung der Wirkungsrichtung

Wenn homöopathisch gewählte Schwellenreize in der Praxis zu therapeutischen Erfolgen führen, muß man folgende weitere Abläufe postulieren. Die zusätzlichen Ablenkungen der Istwerte, seien sie nun als Erstverschlimmerung in Erscheinung getreten oder nicht, sind zwar sehr gering, aber offensichtlich doch genügend ausgeprägt, um über die Afferenz des Regelkreises auf die Regeleinrichtung weiter zu wirken. Dort werden sie als zusätzliche Regelabweichungen registriert und aufgrund der obligaten Arbeitsweise jedes Regelkreises zu zusätzlichen gegensinnigen Stellimpulsen verarbeitet. Diese zusätzliche Afferenz und die verstärkte Efferenz sind in der Abb. 3 als unterstützender Wirkfluß parallel zum insuffizienten spontanen Wirkfluß eingetragen. Die an sich *belastende Störgrößenaufschaltung* induziert den *gegensinnigen therapeutischen Effekt.* Der Wirkungsablauf über die Bahnen des Regelkreises und die sozusagen umpolende Tätigkeit der Regeleinrichtung machen diese sonst unverständliche Paradoxie der Wirkungsumkehrung begreiflich. Der Alarm der therapeutischen Störgrößenaufschaltung bewirkt die Stimulation der Bewälti-

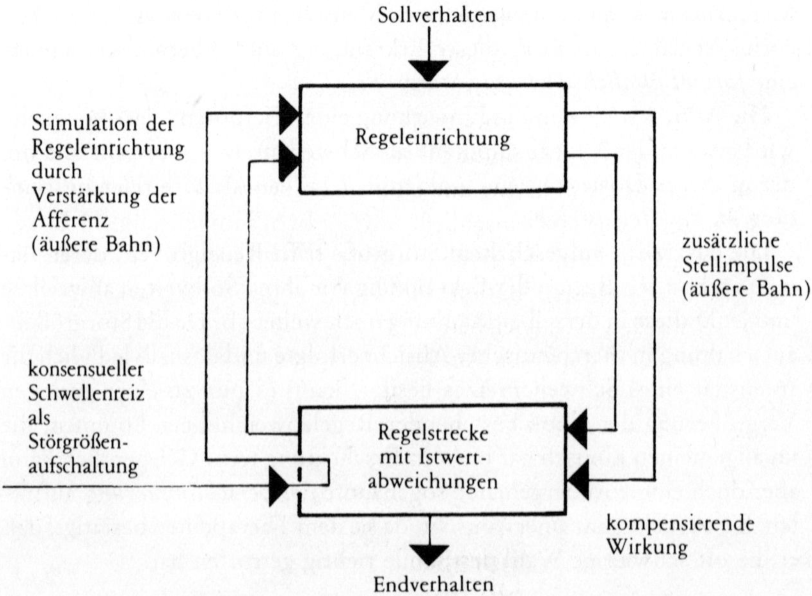

Abb. 3: Der am Kranken konsensuell wirkende Schwellenreiz als therapeutische Störgrößenaufschaltung

gungsprozesse. Die Abheilung einer Mundschleimhautentzündung nach Schwellenreizen von Mercurius ist von diesem Gesichtspunkt aus geradezu logisch zu erwarten.

In einem der vorigen Kapitel wurde darauf hingewiesen, daß die als vorteilhaft erkannte Stimulation der Regeleinrichtung zum Zwecke einer indirekten und aktiven Kompensation nicht ohne weiteres realisierbar ist, da die Regeleinrichtung ein ungenügend definierbarer Schwarzer Kasten ist. Der *Kunstgriff der konsensuellen Schwellenreiztherapie* besteht darin, daß man die Regelabweichungen an der Regelstrecke um ein geringes vermehrt und auf diese Weise die beabsichtigte Stimulation der Regeleinrichtung erzielt.

Bei diesen allgemeinen Betrachtungen bleiben die Regelstrecke und vor allem die Regeleinrichtung Schwarze Kästen, deren detaillierter Aufbau nicht untersucht wird. Diese Kenntnisse sind für die Aussagen, auf die es hier ankommt, nicht unbedingt erforderlich. Das Denkmodell soll lediglich die Stimulation der Regeleinrichtung und die arzneiliche Wirkungsumkehrung einsichtig machen.

Vor allem die homöopathische Wirkungsumkehrung wird häufig für grundsätzlich undenkbar und widersinnig erklärt. Auf anderen Gebieten der Medizin gilt die indirekte und aktive Kompensation durch eine Störgrößenaufschaltung und anschließende Wirkungsumkehrung im Organismus dagegen keineswegs als abwegige Auffassung. Sie bildet die Grundlage jeder Rehabilitation, die durch dosierte Belastungen bestehende Schwächen auszugleichen sucht. Die aktive Immunisierung, welche die Vorteile der aktiven Antikörperbildung verwertet, wurde schon erwähnt.

6. Der therapeutische Wirkfluß im Regelkreis benötigt Verstärkungen

Die quantitative Wirkung des Schwellenreizes

Um die quantitative Wirkung eines Schwellenreizes zu erläutern, kann man die Vorstellung heranziehen, daß in den gestörten Regelkreisen eines Kranken ununterbrochen eine *Tendenz zur Bewältigung* der Istwertabweichungen besteht, die nur eines stimulierenden Außenreizes bedarf. Im Anschluß an die Instinkt- und Triebforschung [8] kann man formulieren: *Je stärker die Tendenz* eines gestörten Regelkreises ist, die Istwertabweichungen an seiner Regelstrecke doch noch zu kompensieren, *desto geringer ist der erforderliche Außenreiz,* der nötig ist, um diese Kompensation in ausreichendem Maße in die Wege zu leiten. Da der kranke Organismus wohl stets die jeweils größtmöglichen Anstrengungen zur Wiederherstellung seines Gleichgewichtes in Gang hält, wird unter diesem Gesichtspunkt die außerordentlich geringe Intensität des stimulierenden Außenreizes begreiflich, die nötig ist, um einen therapeutischen Effekt herbeizuführen.

Diese Aussage ist jedoch nur sehr allgemein. Es ist daher zu klären, welche konkreteren Verstärkungsmechanismen in Betracht zu ziehen sind.

Das Differentialverhalten

Die quantitative Betrachtung des Wirkflusses nach der therapeutischen Aufschaltung eines konsensuell wirkenden Schwellenreizes führt zu folgender Denkschwierigkeit: Es hat den Anschein, daß eine zusätzliche Störgröße und die durch diese bewirkten zusätzlichen Istwertabweichungen die Verstärkung der Stellwerte höchstens in dem Ausmaß auslösen können, das den zusätzlichen Istwertabweichungen entspricht. Die Verstärkung der Stellwerte wäre dann geeignet, die zusätzlich gesetzten Istwertabweichungen zu kompensieren, aber nur diese. Ein therapeutischer Erfolg, nämlich eine Kompensation oder wenigstens eine Verminderung der Istwertabweichungen, die schon vor der Reizeinwirkung bestanden, würde dadurch nicht erreicht.

Diese Auffassung setzt voraus, daß die Instanzen des Regelkreises nur proportional zu arbeiten vermögen. Da aber fast alle näher untersuchten Wirkflüsse von Reizverarbeitungen ein gemischtes *proportional-differentiales Verhalten* zeigen, darf man annehmen, daß auch bei der Verarbeitung des homöopathischen Schwellenreizes ein Differentialverhalten mitspielt.

Ein Differentialverhalten liegt bekanntlich dann vor, wenn ein Systemteil nicht auf den absoluten Meßwert einer Eingangsgröße anspricht, sondern auf eine Veränderung dieses Wertes. Schon die geringste Veränderung eines Meßwertes kann unter diesen Umständen eine erhebliche Wirkung auslösen, die im Hinblick auf das minimale Ausmaß der Veränderung unverhältnismäßig hoch sein kann. Im Prinzip ist es der erste Differentialquotient nach der Zeit, welcher das Ausmaß der Reaktion beeinflußt.

Im Falle der homöopathischen Schwellenreizbehandlung ist es denkbar, daß die geringen, symptomatisch oft gar nicht in Erscheinung tretenden, zusätzlichen Veränderungen der Regelgrößen durch Meßorgane erfaßt werden, die proportional-differential arbeiten. Auf diese Weise können noch so geringe Veränderungen von Istwerten durch das anfänglich vorwiegende Differentialverhalten der Meßorgane als erhebliche Regelabweichungen erscheinen und zu kräftigen und in der gegebenen Situation überschießenden Stellimpulsen führen.

Das verstärkende Differentialverhalten von Meßorganen dauert jedoch nur kurz an und erlischt, sobald der Schwellenreiz die zusätzlichen Istwertveränderungen, die seiner Reizstärke entsprechen, erzeugt hat und an der Regelstrecke keine weiteren Veränderungen mehr hervorruft. Ein anhaltender therapeutischer Effekt läßt sich daher durch das Differentialverhalten allein nicht begreifen. Es ist erforderlich eine sozusagen spontane Aktivität der Regeleinrichtung zu postulieren, die nur eines Anstoßes bedarf, um eine länger anhaltende Tätigkeit zu entfalten.

Eine Anstoßtherapie

Der Begriff der Anstoßtherapie ist auch in der Lehrmedizin nicht unbekannt. So weist *Spitzy* [9] darauf hin, daß Pharmakologen oft die Achseln zucken, wenn ein Kliniker etwa Strophantin bei bestimmten Indikationen trotz seiner hohen Abklingquote nur jeden zweiten Tag injiziert. Der Kliniker weiß jedoch, daß in geeigneten Fällen auch seltene Anstöße genügen, um eine gleichbleibende Wirksamkeit zu gewährleisten.

Die spontane Tätigkeit regulativer Mechanismen wurde bereits vom Nestor der Verhaltensphysiologie *Erich v. Holst* untersucht [10]. Er verweist auf eine „zentrale Aktivität" [11], die auf den Anstoß eines einmaligen Reizes hin eine fortgesetzte und der Situation angepaßte Tätigkeit unterhalten kann. *E. v. Holst* kritisiert die einseitige Reflexphysiologie: „Daß das intakte ZNS ein aktiv tätiges Gebilde ist, in dem auch ohne Reizanstöße ständig Geordnetes geschieht, scheint vielen Physiologen ein unwissenschaftlicher Gedanke; denn die Ursache jedes zentralen Vorganges könne, so meint man, doch immer nur der Reiz sein" [12]. Sehr anschaulich meint *v. Holst:* „Das Nervensystem gleicht nicht so sehr einem faulen Esel, dem man einen Schlag geben muß . . . , ehe er einen Schritt tun kann, sondern eher einem temperamentvollen Pferde, . . ." [13]. Aber „die Wissenschaft vom Verhalten der Lebewesen hat sich ja noch immer nicht von den alten Fesseln vermeintlicher (physikalischer) Exaktheit ganz gelöst, die ihr das Dogma auferlegten, das Tun der Organismen sei allein außenreizbedingt, »reflektorisch«; die Annahme eigener aktiver Kräfte sei verkappter Vitalismus und darum einem ernsten Forscher untersagt" [14].

Im Hinblick auf derartige Feststellungen ist die Annahme zulässig, daß die Programmierung der Regeleinrichtungen, welchen eine homöopathische Therapie ihre Wirksamkeit verdankt, so beschaffen ist, daß auch ein nur kurz dauernder Reiz eine länger fortwirkende Regulation induzieren kann.

Die Erweiterung der Regeleinrichtung

Bei der Erörterung des homöopathischen Wirkflusses ist auch der Umstand zu beachten, daß die aufgeschaltete Störgröße zwar gleichsinnig wirkt, wie die ursprüngliche Auslösung der Erkrankung wirkte, mit dieser aber in der Regel nicht identisch ist, sondern ein Simile darstellt.

In gewissen Fällen ist es allerdings pharmazeutisch möglich und in der Homöopathie auch gebräuchlich, denselben Stoff, der die Erkrankung auslöste, in geeigneter Zubereitung auch therapeutisch einzusetzen. Es handelt sich dann zumindest im Hinblick auf die Qualität des verarbeiteten Arzneistoffes nicht um Homöo-, sondern um *Isotherapie*. Wenn z. B. Spätfolgen nach Infektionskrankheiten homöopathisch behandelt werden sollen, verwendet man vielfach auch potenzierte Arzneien, welche aus bakteriologisch entsprechendem infektösen Material hergestellt sind. Derartige Zubereitungen werden als *Nosoden* bezeichnet. In analoger Weise ist es auch möglich, Schädigungen durch Umweltgifte mit potenzierten Zubereitungen der auslösenden Stoffe zu behandeln.

In diesen Fällen ist die ursprünglich schädigende Störgröße und der Ausgangsstoff der potenzierten Arznei qualitativ identisch. Beide werden daher dieselbe Gruppe von Regelgrößen beeinflussen und dieselbe Kombination von Elementen der Regeleinrichtung ansprechen. Die therapeutische Wirksamkeit einer Störgrößenaufschaltung ist somit im Falle einer Isotherapie oder Nosodenbehandlung ausschließlich auf die Ansprechbarkeit der zum Zeitpunkt der Behandlung insuffizienten Elemente der Regeleinrichtung angewiesen.

Im Falle einer Similetherapie liegen die Verhältnisse anders. Wenn die Störgröße, etwa eine physikalische oder psychische Krankheitsauslösung, pharmazeutisch nicht faßbar ist, wird die Wahl eines Simile unumgänglich. Ein Simile entspricht der Störgröße nicht vollkommen. Es lenkt daher an der Regelstrecke auch Regelgrößen ab, deren Werte sich noch im Bereich der Normen befanden. Dadurch wirken nun nicht nur *zusätzliche* Istwertabweichungen bisher schon krankhaft veränderter Regelgrößen auf die Regeleinrichtung weiter, sondern auch die durch das Simile *neu gesetzten* Istwertabweichungen nahestehender, bisher ungestörter Regelgrößen. Auf diese Weise tritt in der Regeleinrichtung ein *größeres Muster regulatorischer Elemente* in Funktion, so daß in weiterer Folge nicht nur die Stellwerte der bisher unzureichend arbeitenden Stellgrößen verstärkt werden, sondern auch *neue Stellgrößen* ins Spiel kommen.

Diese theoretischen Gesichtspunkte stützen die Aussagen namhafter homöopathischer Autoren, welche die grundsätzliche *Überlegenheit des Simile* über die Nosode hervorheben.

Das endogene Kontrarium

Die Auffassung, daß eine homöopathische Behandlung körpereigene Regulationseinrichtungen anspricht und deren insuffiziente Leistung bis zum therapeutischen Erfolg verstärkt und erweitert, ist nicht neu. Mangels geeigneter Modellvorstellungen und Ausdrucksmittel konnten die bisherigen Darstellungen nur sehr allgemein formuliert werden und vermochten auf dieser Stufe der Präzisierung vielfach nicht zu überzeugen. Trotzdem ist die Kontinuität beachtenswert, mit welcher homöopathische Ärzte aller Epochen diese Verstärkung der körpereigenen regulativen Aktivität durch die homöopathisch gewählte Arznei immer wieder betonten. (Die Hervorhebungen in den folgenden Zitaten stammen vom Verfasser.)

Als einer der letzten bemühte sich *K. Kötschau* 1954, den Sachverhalt durch neue Begriffe zu verdeutlichen. Er nannte „die exogene Korrektur einer Störung: das exogene Contrarium". Die homöopathische Therapie kennzeichnete er dagegen als „Reaktionstherapie, die sich der aktiven endogenen Kräfte des Organismus bedient" und „über *das endogene Contrarium*" wirksam wird [15].

Im gleichen Sinne sprach sich 1940 *J. Mezger* aus und verwies auf die Übereinstimmung seiner Auffassung mit den Ansichten anderer: „Nach Ansicht *Hufelands* und *Biers* sowie vieler anderer Autoren besteht die homöopathische Arznei aus einem Reiz, der geeignet ist, durch Hervorrufung ähnlicher Symptome die vorhandene Erkrankung zu verschlimmern, wodurch die *Abwehrmaßnahmen* des Körpers infolge des zusätzlichen Reizes *belebt und anregt* werden und dadurch ein Übergewicht gegen die Schädlichkeit erlangen ... Eine andere plausible Erklärung homöopathischer Arzneiwirkung ist mir nicht bekannt" [16].

O. Leeser, dessen Stimme vielleicht das größte Gewicht besitzt, schrieb bereits um 1920: „Wir müssen dasjenige Arzneimittel wählen, welches möglichst *ähnliche Regulierungsvorgänge* im Organismus hervorzurufen vermag, wie diejenigen sind, die sich schon unter der Einwirkung der Schädigung in Gang befinden. ... Um die Regulierungsvorgänge bei der

Erkrankung der Art nach mit einem Arzneireiz zu treffen, so daß sie *erhöht, erweitert oder beschleunigt* werden, müssen wir darauf sehen, daß die Gesamtheit der Arzneisymptome möglichst ähnlich der Gesamtheit der Krankheitssymptome ist" [17]. Hier fügt *Leeser* der therapeutischen Anweisung des Ähnlichkeitssatzes einen Hinweis auf die Wirkungsweise dieses Vorgehens hinzu, die er in der Verstärkung der ,,Regulierungsvorgänge" sieht.

Vereinzelt sind einschlägige Äußerungen sogar schon in Schriften des vorigen Jahrhunderts anzutreffen. *O. Wislicenus,* einer der physiologisch orientierten homöopathischen Ärzte jener Zeit, erklärte mit überraschend deutlichen Worten, daß das Simile ,,die bereits tätigen, aber unzureichenden *Naturheilbestrebungen* nicht bloß *quantitativ erhöht*, sondern vielmehr *qualitativ erweitert*; es werden neue, aber verwandte organische Reaktionstätigkeiten in Bewegung gesetzt" [18].

Schließlich hat sogar *Hahnemann* selbst an einer Stelle seiner Werke die homöopathische Heilung als Leistung der ,,Lebenskraft" und damit als Ergebnis der körpereigenen Regulation interpretiert. Im Hinblick auf die vitalistische Terminologie wird diese bemerkenswerte Ausführung *Hahnemanns* erst am Ende dieses Abschnitts im Anschluß an die Erörterung der Lebenskraft wörtlich wiedergegeben und kommentiert.

Das Denkmodell, welches sich aus der kybernetischen Betrachtung der Sachverhalte ergibt, ergänzt nun diese historischen Aussagen soweit, daß nicht mehr bloß sinnvolle Behauptungen vorliegen, sondern das zugrundeliegende Wirkungsgefüge, die Logik der Wirkflüsse und die Möglichkeiten ihrer ausreichenden Verstärkung einsichtig werden.

7. Die Leistungen geregelter Systeme wurden der Lebenskraft zugeschrieben

Ein fast beendeter Streit

Besonders in der älteren homöopathischen Literatur und vor allem bei *Hahnemann* selbst stößt man häufig auf den umstrittenen Begriff der Lebenskraft. Dadurch wird die Lektüre dieser Werke für den modernen Leser erschwert.

Das kybernetische Denken zeigt, daß man nicht mehr darauf angewiesen ist, die spontanen und die künstlich induzierten Heilungsvorgänge zur Gänze auf eine nicht definierbare Lebenskraft zurückzuführen. Der „innere Arzt" des *Paracelsus* oder die Entelechie von *Driesch* erscheinen heute in einem neuen Licht. Phänomene der Selbsterhaltung und der Heilung lassen sich weitgehend als Leistungen von Regelkreisen verstehen. Die Auseinandersetzung zwischen Vitalisten und Mechanisten ist deshalb in diesem Bereich „ein fast beendeter Streit" [19].

Die Kenntnis der ringförmig in sich geschlossenen Instanzenketten der Regelkreise führte zu den neuen Auffassungen. Der Zoologe O. *Wieser* schrieb dazu: „Es wurde nämlich deutlich, daß so eine Reaktionskette ein teleologisches Element besitzt." „In einzelnen linearen Reaktionsketten läßt sich die Aufeinanderfolge der einzelnen Schritte kausal völlig beschreiben. In kreisförmigen Reaktionsketten gilt für die einzelnen Stadien dieses Reaktionsablaufes auch die kausale Beschreibung; für die Zustände des Gesamtsystems jedoch läßt sich auch eine teleologische Beschreibung anwenden, die der kausalen Beschreibung in keiner Weise widerspricht. Die teleologische ist also von der kausalen Beschreibung nur durch den Blickwinkel, unter dem sie bestimmte Reaktionsabläufe betrachtet, unterschieden" [20]. Die in diesem Sinne zielstrebig tätigen Regelkreise scheinen „gegen die Gesetze der Physik" zu arbeiten. Dazu äußert sich der Physiologe O. *Ranke:* „Jede einzelne Einrichtung der Lebewesen muß notwendig den Naturgesetzen der Physik und Chemie gehorchen, ... Ein Erfolg gegen die Naturgesetze ist daher nur zu erreichen, wenn mehrere Naturgesetze nacheinander oder nebeneinander in einer Anordnung mehrerer Apparate angewendet werden, so daß das Gesamtresultat nicht mehr den einfachen Naturgesetzen gehorcht." Aber „die Konstanterhaltung eines Zustandes gegen die Naturgesetze läßt sich schon rein sprachlich kaum anders beschreiben als durch das Heranziehen eines Zweckes" [21].

Die Meinungsverschiedenheiten zwischen Vitalisten und Mechanisten wurden somit auf den Gebieten der Physiologie, Pathologie und Therapie nicht dadurch beseitigt, daß eine Entscheidung zugunsten der vitalistischen Finalitätsauffassung oder zugunsten der mechanistischen Kausalitätsauffassung fiel. Die kybernetische Denkweise ermöglichte einen früher nicht gekannten gemeinsamen Standpunkt. Die bis dahin unbegreifliche biologische Zielstrebigkeit wurde als Leistung von Regelkreisen weitgehend faßbar. Die Grenze zu dem nach wie vor noch Unbegreiflichen in der Biologie konnte um ein wesentliches Stück hinausgeschoben werden.

Die ungelösten Fragen liegen nun in den Bereichen der Schwarzen Kästen und der Führungsgrößen, beziehen sich aber nicht mehr auf die Zielstrebigkeit der Wirkflüsse.

Schon im 19. Jahrhundert formulierte *Claude Bernard:* „L'élément ultime du phénomène est physique, l'arrangement est vitale" [22]. Das Prinzip dieses Arrangements konnte er allerdings nicht angeben. Heute kann man sagen, „die vis mediatrix naturae, die natürliche Heilkraft, beruht auf dem Prinzip der Rückkopplung" [23]. Im homöopathischen Schrifttum vertrat als erster *O. Leeser* dieses „systemische" Denken. Die entscheidende biologische „Instanz ist nicht etwas außerhalb des Systems, etwa eine hinzukommende Lebenskraft, sondern eine aus dem geordneten Zusammenwirken im System sich ergebende Selbststeuerung" [24]. So führt die Kybernetik nach *O. Wieser* „die Besonderheiten des Lebens nicht gleich auf schöpferische Kräfte, sondern zunächst einmal auf die spezifischen Strukturen" der Systeme zurück [25].

Der Begriff der Kraft

Das Wort „Kraft" wird im heutigen Sprachgebrauch ähnlich wie die Wörter Energie, Leistung oder Arbeit in zwei verschiedenen Bedeutungen verwendet. Einerseits wird Kraft physikalisch definiert, andererseits bezeichnet dieses Wort biologische und soziale Gegebenheiten. Natürlich kann auch in biologischen Zusammenhängen eine physikalische Kraft im Vordergrund stehen, z. B. die meßbare Muskelkraft. Meist aber sind biologische, humane und soziale Kräfte anderer Art.

Man spricht von Gesetzeskraft, von Verordnungen, die in Kraft treten, von Richtern, die kraft ihres Amtes urteilen. Hier entspricht dem Hauptwort „Kraft" auch ein Umstandswort „kraft". Es gibt gesellschaftliche und politische Kräfte. Der Mensch besitzt Geisteskraft und Vorstellungskraft. Er kann schöpferische Kräfte entwickeln. In all diesen Bereichen denkt niemand an physikalische Kräfte. Die entscheidenden Grundlagen für Phänomene dieser Art sind Strukturen und Programme der entsprechenden Wirkungsgefüge, des Staates, der Gesellschaft, des Gehirns. Im Gegensatz zu physikalischen Kräften kann man von kybernetischen Kräften sprechen.

Kraft ist allgemein ausgedrückt nach Brockhaus eine ,,Fähigkeit, etwas zu wirken". Eine *kybernetische Kraft* ist die Fähigkeit eines Systems, aufgrund seiner Strukturen und Programme bestimmte Leistungen zu erbringen, wobei den selbstverständlich auch im Spiele stehenden physikalischen Kräften nur untergeordnete Betriebsfunktionen zukommen. In diese Kategorie der kybernetischen Kräfte ist auch die sogenannte *Lebenskraft* einzuordnen, soweit sie die Selbsterhaltung des Organismus und seine Fähigkeit zur Bewältigung von Störungen betrifft. So verstanden kann man den Begriff der Lebenskraft zumindest umgangssprachlich in der Physiologie, der Pathologie und der Therapie auch weiterhin sinnvoll gebrauchen.

Zum Verständnis klassischer homöopathischer Texte

Die Auffassung gewisser Leistungen der Lebenskraft als Leistungen von Regelkreisen ermöglicht ein besseres Verständnis älterer homöopathischer Schriften. Mancher interessierte Arzt oder Student dürfte *Hahnemanns* grundlegendes Werk, sein ,,Organon der Heilkunst" nach kurzer Lektüre wieder beiseite gelegt und als bestenfalls historisch bedeutsames Werk betrachtet haben, nachdem er bereits zu Beginn, vor allem in den §§ 9–17 einer vitalistischen Terminologie begegnete, die heute nicht mehr unmittelbar verständlich ist. Sobald man aber die Begriffe ,,Lebenskraft", ,,geistartige Kraft" und ,,Dynamis" in die Sprache der Regelungslehre überträgt, gewinnen diese Texte eine unerwartete Aktualität.

An einer leicht zu überlesenden Stelle des Organon wies *Hahnemann* ausdrücklich darauf hin, daß er die Lebenskraft nicht ,,hyperphysisch" verstanden wissen wollte [26]. Dies bestätigt die Berechtigung einer regelungstheoretischen Auslegung seiner zeitbedingt vitalistischen Ausdrucksweise. Auch *Hahnemanns* Hinweis auf geistartige oder immaterielle Kräfte kann mißverstanden werden. Das Ordnungsprinzip der Regelung, welches der geistartigen Lebenskraft in den Texten *Hahnemanns* entspricht, kann als Formprinzip auch heute immateriell genannt werden. Leichter verständlich ist *Hahnemanns* Begriff der Dynamis, da man auch vor einer Dynamik der Regelung spricht. Diese beiden Begriffe decken sich aber nicht ganz [27].

Nach diesen Bemerkungen werden nun einige Sätze aus dem „Organon der Heilkunst" [28] in die Sprache der Regelungslehre übertragen. Damit ist keineswegs eine Veränderung der historischen Texte beabsichtigt. Es soll lediglich aufgezeigt werden, wie die vitalistische Terminologie *Hahnemanns* heute verstanden werden kann und wohl auch verstanden werden soll. (Die Hervorhebungen in den Texten *Hahnemanns* stammen vom Verfasser und entsprechen den Hervorhebungen in der Übertragung.)

Texte bei *Hahnemann*	Übertragungen
Der gesunde Zustand	
§ 9	
„Im gesunden Zustande des Menschen waltet die *geistartige*, als *Dynamis* den materiellen Körper belebende *Lebenskraft (Autocratie)* ... und hält alle seine Teile ... in harmonischem Lebensgange."	Im gesunden Zustand des Menschen waltet die *Ordnung* und die *Dynamik* der Regelungen im materiellen Körper *(Selbstregulation)* und hält alle seine Teile in harmonischer Funktion.
§ 10	
„Der materielle Organism, ohne *Lebenskraft* gedacht, ist ... keiner Tätigkeit, keiner Selbsterhaltung fähig."	Der materielle Organismus, ohne *Regelungen* gedacht, ist keiner Tätigkeit, keiner Selbsterhaltung fähig.
„... das *immaterielle*, den materiellen Organism ... belebende Wesen (das Lebensprinzip, die *Lebenskraft*) ... bewirkt seine Lebensverrichtungen."	Der sozusagen *immaterielle*, den materiellen Organismus erhaltende Ordnungszustand (die *Selbstregulation*) steuert seine Lebensvorgänge.
§ 15	
„Wohl ist der Organism materielles Werkzeug zum Leben, aber ohne Belebung von der ... *ordnenden Dynamis* so wenig denkbar als *Lebenskraft* ohne Organism."	Zwar bildet der Organismus die materielle Grundlage des Lebens, er ist aber ohne die *ordnende Dynamik* der Regelungen ebensowenig denkbar wie biologische *Regelungen* ohne Organismus.

Die Erkrankung

§ 11

„Wenn der Mensch erkrankt, so ist ursprünglich nur diese *geistartige … selbsttätige Lebenskraft* verstimmt; nur das zu einer solchen Innormalität *verstimmte Lebensprinzip* kann dem Organismus die widrigen Empfindungen verleihen und ihn zu *regelwidrigen* Tätigkeiten bestimmten, die wir Krankheit nennen.“

Wenn der Mensch erkrankt, so ist zunächst nur dieser *Ordnungszustand der Selbstregulation* gestört. Nur die zu einer solchen Abnormität *veränderte Selbstregulation* kann im Organismus die widrigen Empfindungen und *regelwidrigen* Tätigkeiten auslösen, die wir Krankheit nennen.

§ 12

„Einzig die krankhaft gestimmte *Lebenskraft* bringt Krankheiten hervor.“

In erster Linie bringt die krankhaft veränderte *Selbstregulation* Krankheiten hervor.

Die Symptomatik als Ausdruck der Regulationsstörung

§ 12

„…, so daß die, unseren Sinnen wahrnehmbare *Krankheitsäußerung* zugleich … die ganze krankhafte *Verstimmung der inneren Dynamis* ausdrückt.“

Die unseren Sinnen wahrnehmbare *Symptomatik* der Erkrankung drückt zugleich die zugrundeliegenden *Veränderungen der inneren Dynamik* aus.

„Hinwiederum bedingt aber auch das Verschwinden aller Krankheitsäußerungen … ebenso gewiß die Wiederherstellung der *Integrität des Lebensprinzips.*“

Andererseits liegt aber auch dem Abklingen aller Krankheitserscheinungen eine Wiederherstellung der *Integrität der Selbstregulation* zugrunde.

§ 7

In den Symptomen erscheint das „nach außen reflektierte Bild des inneren Wesens der Krankheit, d. i. des *Leidens der Lebenskraft.*“

In den Symptomen erscheint das nach außen reflektierte Bild des Krankheitsprozesses, nämlich der *gestörten Selbstregulation*.

§ 11

,,Dieses an sich unsichtbare und bloß an seinen Wirkungen im Organism erkennbare *Kraftwesen* gibt seine krankhafte *Verstimmung* nur durch ... Krankheits–Symptome zu erkennen.“	Dieser an sich unsichtbare und nur an seinen Wirkungen im Organismus erkennbare *Ordnungszustand der Selbstregulation* gibt seine krankhaften *Veränderungen* nur durch Krankheitssymptome zu erkennen.

Das Denkmodell bei Hahnemann

Es ist überaus erstaunlich, daß bereits *Hahnemann* in einer späten Interpretation seiner homöopathischen Heilmethode die Aussagen des regelungstheoretischen Denkmodells größtenteils schon vorwegnahm. An einer wenig bekannten Stelle im Vorwort des 4. Bandes der 1838 erschienenen 2. Auflage seines letzten Werkes ,,Die chronischen Krankheiten“ [29] schrieb er im Gegensatz zu einem anderen, in früheren Jahren formulierten Erklärungsversuch [30]:

,,Um mir selbst und meinen Nachfolgern ... einen noch wahrscheinlicheren Erklärungsversuch ... vorzulegen – weil der menschliche Geist doch nun einmal, unaufhaltsam den ... löblichen Trieb fühlt, sich einige Rechenschaft zu geben, auf welche Weise es zugehen möge, was er mit seinem Tun Gutes bewirkt – nur deshalb habe ich diese Zeilen niedergeschrieben.“ Den weiteren Sätzen wird wieder ein Kommentar zur Seite gestellt.

,, ... unsere organische Lebenskraft ist der Einwirkung krankmachender Potenzen ... allein nicht gewachsen; ...“	Die Selbstregulation unseres Organismus ist krankmachenden Einwirkungen allein oft nicht gewachsen.
,,Können wir Ärzte aber dieser instinktartigen Lebenskraft ihren Krankheitsfeind durch Einwirkung homöopathischer Arzneien auf sie, gleichsam vergrößert ... vorhalten ... und vergrößern wir	Gelingt es uns Ärzten aber, diesem selbsttätigen Regelsystem die krankheitsauslösende Störgröße durch die Aufschaltung homöopathisch gewählter Arzneien gewissermaßen vergrößert vorzuhalten

auf diese Art für das Gefühl des Lebens-Prinzips, das Bild des Krankheits-Feindes durch täuschend ähnlich die ursprüngliche Krankheit nachbildende homöopathische Arznei, so veranlassen ... wir nach und nach diese instinktartige Lebenskraft, allmählich ihre Energie zu erhöhen und immer mehr und soweit zu erhöhen, daß sie endlich weit stärker als die ursprüngliche Krankheit war."

„Unglaublich groß ist der Grundbestand (Fond) des geistartigen, uns Menschen ... zugeteilten Lebens-Prinzips, wenn wir Ärzte es nur ... durch rein homöopathische Behandlung hervorzurufen und heraufzustimmen verstehen."

und vergrößern wir auf diese Art die Regelabweichungen durch täuschend ähnlich die ursprüngliche Erkrankung nachbildende homöopathische Arznei, so veranlassen wir die selbsttätige Regeleinrichtung allmählich, ihre Stellwerte soweit zu erhöhen, daß sie schließlich ausreichen, um die ursprünglichen krankhaften Regelabweichungen zu kompensieren.

Unglaublich groß ist die Leistungsfähigkeit der in unserem Organismus vorhandenen Regeleinrichtungen, wenn wir Ärzte es nur verstehen, sie durch homöopathische Behandlung in Gang zu setzen oder zu verstärken.

Der einleitende Satz dieses Zitates, in dem *Hahnemann* von einem löblichen Trieb zur Erklärung der Wirksamkeit seiner Methode spricht, möge diese Studie in den Augen derer rechtfertigen, welche – auf andere Äußerungen *Hahnemanns* gestützt – die Meinung vertreten, daß dem Erfahrungswissen der Homöopathie jede Interpretation wesensfremd sei.

II. Individuelle Steuerung

1. Die persönliche Ausprägung des Leidens findet Beachtung

Der Sachverhalt

Die Wahl des homöopathisch angezeigten Arzneimittels muß häufig sehr individuell erfolgen. Die nosologische Einordnung des Krankheitsbildes gibt in der Regel noch keine ausreichenden Anhaltspunkte. Trotzdem ist die Stellung einer möglichst genauen klinischen Diagnose auch für den homöopathischen Arzt unerläßlich, um festzustellen, ob eine homöopathische Therapie angezeigt ist oder ob in dem speziellen Fall andere Behandlungsmethoden vorzuziehen sind. Sobald jedoch der Entschluß zu einer homöopathischen Therapie gefaßt ist, tritt die Bedeutung der klinischen Diagnose zurück.

Die *individuelle Ausprägung des Leidens* und das gesamte Befinden des Kranken stehen nun im Vordergrund. Störungen, welche mit dem behandlungsbedürftigen Leiden nicht unmittelbar zusammenhängen, gewinnen Bedeutung. Auch die psychische Situation des Kranken wird nach Möglichkeit berücksichtigt. Nicht die nosologische Einordnung, sondern der Kontext ist ausschlaggebend.

Einige Beispiele können diese *individuelle Arzneiwahl* der Homöopathie rasch veranschaulichen. Der homöopathische Arzt *D. Berndt* veröffentlichte u. a. mehrere Fälle von Enuresis nocturna, die deutlich zeigen, wie bei ein und derselben Krankheit nicht immer dieselben Medikamente in Betracht kommen und welche Gegebenheiten die unterschiedliche Arzneiwahl bestimmen [31].

Eine 18jährige Schülerin erkrankte an Enuresis nocturna als sie sich auf das Abitur vorbereitete. Sie sah elend aus, litt auch an erschöpfenden Menorrhagien, profusem Fluor, Kopfschmerzen, Konzentrationsschwäche, Akne und Haarausfall. Dieses Muster von Beschwerden indizierte Acidum phosphoricum, das in der D 12 gegeben, die Enuresis schlagartig beseitigte. Dieses Ergebnis kann nicht auf eine unbewußte psychische Beeinflussung durch den Arzt zurückgeführt werden, da unmittelbar vorher ein Behandlungsversuch mit Acidum phosphoricum D 30 unter denselben Umständen erfolglos war.

Eine 27jährige Frau konnte durch Kreosotum D 12 von ihrer Enuresis befreit werden. Für die Arzneiwahl war entscheidend, daß die Patientin den Urin immer dann im Schlaf verlor, wenn sie vom Urinieren träumte. Nässende Ekzeme an den Ohrmuscheln, wunde Mundwinkel, dunkle, von einer schmerzlosen Karies befallene Zähne und ein übler Geruch aller Ausscheidungen bestätigten die Arzneiwahl. Wieder schloß eine vorher mehrmals vergeblich verabreichte Hochpotenz einen psychisch herbeigeführten Therapieerfolg aus.

Ein weiterer Fall betraf eine 30jährige Frau. Sie hatte jede Lebenslust verloren und begann ihre Familie zu vernachlässigen. In dieser Situation trat eine Enuresis nocturna auf, die jeweils im ersten Schlaf erfolgte. Durch dieses Muster von Verhaltensweisen und Erscheinungen war die Indikation für Sepia gegeben. Auch diese Patientin erhielt das Präparat zunächst in Form einer Hochpotenz. Der Erfolg blieb aus. Unter Sepia D 12 verschwand dagegen die Enuresis nach kurzer Zeit und auch die häusliche Initiative kehrte wieder.

Die Gründe, warum die Hochpotenzen in diesen Fällen wirkungslos waren, sind hier nicht zu erörtern. Im vorliegenden Zusammenhang wurde deshalb über die vergeblichen Erstbehandlungen berichtet, weil es ohne diese anfänglichen Mißerfolge zweifelhaft bliebe, ob die individuell eingesetzten Mittel tatsächlich als Medikamente wirksam wurden. Bei raschem Aussetzen einer Enuresis nocturna sind ja auch suggestive Heilungen denkbar.

In jedem Falle wurde ein Arzneimittel gewählt, welches die jeweilige Kombination der Prozesse in den wesentlichen Zügen an beschwerdefreien Menschen auch hervorrufen kann, womit die Voraussetzung für einen erfolgversprechenden homöopathischen Einsatz gegeben war.

Die gesonderte Abbildung der Reaktionspathologie

Eine Arzneiwahl, bei welcher auch individuell variable Daten des Kranken richtungweisend sind, ist ungewöhnlich, und die Notwendigkeit dieses Vorgehens ist nicht ohne weiteres einzusehen. Das im vorigen Abschnitt verwendete „kleine Regelkreismodell" gab keine Gelegenheit, auf diese Frage einzugehen. Ein *„großes Regelkreismodell"*, welches den Sachverhalt noch genauer abbildet, läßt dagegen die Logik dieser individuell getroffenen Arzneiwahl erkennen. Dieses Denkmodell ist dadurch gekennzeichnet, daß es die *Reaktionspathologie* und damit auch die individuellen Daten des Kranken *an besonderer Stelle* des Wirkungsgefüges hervorhebt. In den angeführten Beispielen von Enuresis nocturna war die individuelle Ausprägung der Erkrankung durch verschiedene begleitende Störungen wie Menorrhagien, Dermatosen oder durch die besondere Art einer Depression gegeben.

Im Rahmen der Regelungsabläufe beziehen sich in diesen Beispielen streng genommen weder die behandlungsbedürftige Erkrankung noch die begleitenden Störungen auf Regelgrößen der Regelstrecke, welche unter dem unmittelbaren Einfluß der Störgrößen stehen. Es handelt sich vielmehr um Reaktionsprozesse des Kranken und damit um *Leistungen oder Fehlleistungen der Regeleinrichtung*, die während der Erkrankung gezwungen ist, eine verstärkte Tätigkeit zu entfalten. Im Schaltbild sind diese Reaktionsprozesse daher an den *Ausgang der Regeleinrichtung* und somit in die Bahn der Efferenz oder in einen parallel zu dieser verlaufenden Wirkweg zu setzen.

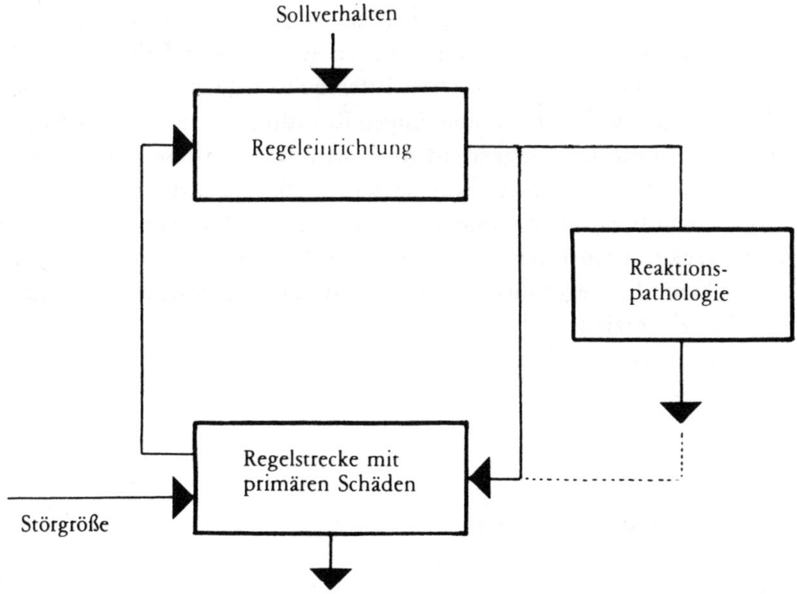

Abb. 4: Die gesonderte Abbildung der Reaktionspathologie in der Efferenz des Regelkreises

Die efferente Bahn des Regelkreises von der Regeleinrichtung zur Regelstrecke bildet im allgemeinen den Wirkweg der regulierenden Stellgröße ab. Die klinisch erkennbaren Reaktionsprozesse, welche nun ebenfalls an den efferenten Bahnen des Regelkreises erscheinen, können aber nicht durchwegs als regulierende Stellprozesse angesehen werden. Auch heilsame Reaktionsprozesse wie Fieber oder Ausscheidungen bedürfen sicher noch der entscheidenden Mitwirkung sozusagen stummer Stellgrößen, um die Abweichungen an der Regelstrecke zu kompensieren.

Die Abb. 4 gibt die wesentlichen Wirkflüsse dieser Auffassung zunächst in einer Übersicht wieder. Die erste der rechts absteigenden Bahnen stellt die *klinisch stumme Regulation* und Kompensation durch die Stellgrößen des Systems dar, deren Bedeutung soeben betont wurde. Im Falle einer Spontanheilung ist diesen Stellgrößen, die sich der unmittelbaren Beobachtung entziehen, zumindest der Hauptanteil der erfolgreichen Normalisierung zuzuschreiben. Dagegen sind die sinnfälligen Reaktionsprozesse, die *Prozesse der Reaktionspathologie*, welche auch als die Träger der individuellen Ausprägung der Erkrankung anzusprechen sind, auf einer parallel zu jener verlaufenden zweiten absteigenden Bahn dargestellt und als Block hervorgehoben. Diese Efferenz ist jedoch nicht zur Schleife durchgezogen, weil sich die sinnfälligen Reaktionsprozesse an der Regelstrecke meist nur ungenügend oder gar nicht kompensierend auswirken.

Sobald die Stellgrößen der hauptsächlich wirksamen stummen Efferenz die klinisch oft gar nicht unmittelbar erkennbaren Abweichungen an der Regelstrecke kompensiert und hier das Sollverhalten wiederhergestellt haben, kann die Regeleinrichtung die notwendig gewesene Verstärkung ihrer Tätigkeit wieder abbauen, wodurch die krankhaft empfundenen Reaktionsprozesse und ihre Symptomatik erlöschen.

Das große Regelkreismodell

Nach dieser Darstellung der grundlegenden Auffassung ist nun das große Regelkreismodell, welches die Erkrankung und ihren Verlauf abbildet und den weiteren Ausführungen zugrunde liegt, systematisch zu beschreiben. Die Abb. 5 veranschaulicht die Einzelheiten. Die Regelstrecke umfaßt als Regelgrößen nur diejenigen Parameter, welche den Störgrößen unmittelbar und passiv ausgesetzt sind. Verletzungsfolgen oder toxische Schädigungen können schon an der Regelstrecke eine klinische Symptomatik zeigen, die von dort aus im Sinne des absteigenden Pfeiles in das Krankheitsbild eingeht. In den meisten Fällen entziehen sich aber die primären Schäden der klinischen Beobachtung und wirken nur auf die Regeleinrichtung weiter. Ungewöhnlich starke Belastungen lösen in der Regeleinrichtung besondere Bewältigungsprogramme aus. Diese erhöhte Aktivität der Regeleinrichtung bringt aber auch Reaktionsprozesse mit sich, die dem Betreffenden Beschwerden verursachen.

Im Hinblick auf die gegebene Problemstellung zeigt das ausführliche Modell am Ausgang der Regeleinrichtung *drei Blöcke von Reaktionsprozessen:*

Der 1. Block betrifft die hauptsächlich wirksamen *Prozesse der stummen Regulation*. Zahlreiche symptomlos verlaufende Regulationen sind heute bereits bekannt. Vor allem ist an die verschiedenen immunologischen Prozesse zu denken, die weit über den ursprünglich untersuchten

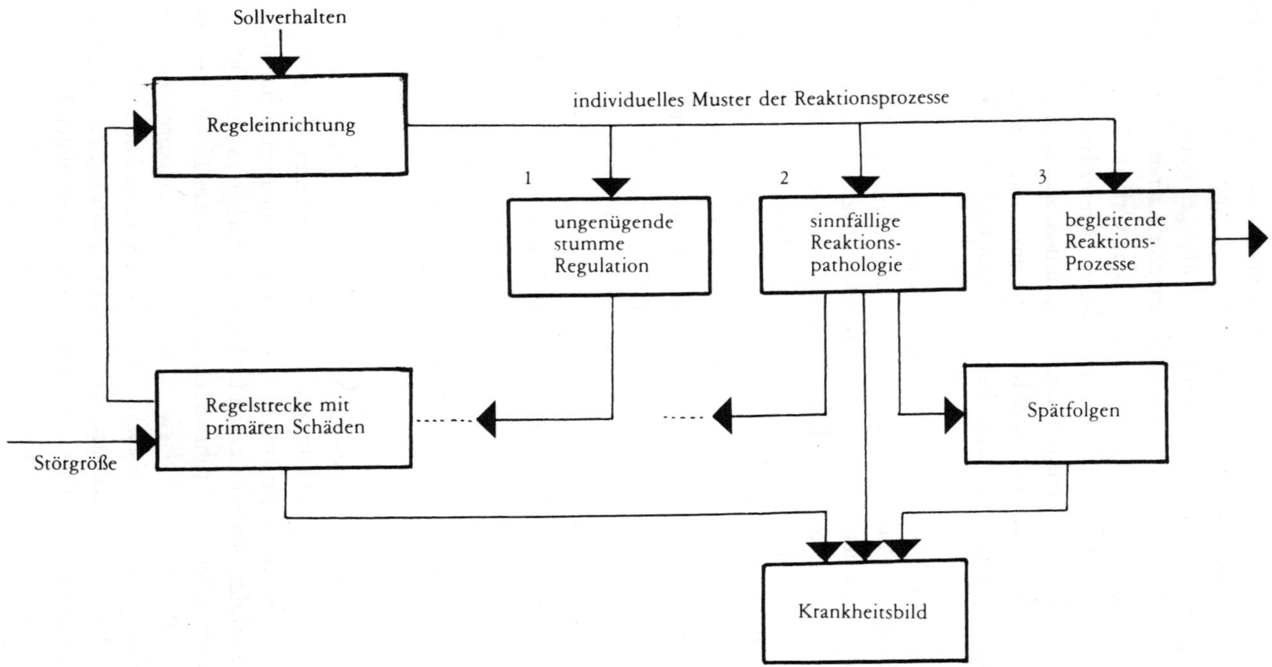

Abb. 5: Das „große“ Regelkreismodell mit gesonderter Abbildung der verschiedenen Anteile der Reaktionsprozesse

Bereich der Infektionskrankheiten hinaus erfolgreich studiert werden. Im ganzen gesehen sind jedoch diese stummen, letztlich aber entscheidenden reaktiven Regulationsprozesse und ihre Verflechtungen doch so ungenügend bekannt, daß in diesem Block 1 ein Schwarzer Kasten von besonderer Undurchsichtigkeit vorliegt. In weiterer Folge verläuft die Efferenz, welche durch diesen Schwarzen Kasten gekennzeichnet ist, zur Regelstrecke, um dort ihre kompensatorische Wirksamkeit zu entfalten. In der Abb. 5 ist dieser Wirkfluß aber nicht bis zur Regelstrecke durchgezogen, um anzudeuten, daß diese stumme Regulation im Falle der Erkrankung ungenügend ist.

Der 2. Block betrifft die *Reaktionspathologie,* und zwar sowohl die Reaktionspathologie der behandlungsbedürftigen Erkrankung als auch die Reaktionspathologie der gleichzeitig ablaufenden Prozesse, die nicht immer einen Zusammenhang mit dem Hauptleiden erkennen lassen, wie etwa die Menorrhagien, die Dermatosen oder die Depression in den geschilderten Fällen von Enuresis nocturna. Diese einleitend vorgelegten Beispiele zeigten, wie bei ein und derselben Krankheit *verschiedene Kombinationen* sinnfälliger Reaktionsprozesse auftreten können und wie einzelne Prozesse besondere *individuelle Ausprägungen* zeigen können. Diesen individuellen Varianten der sinnfälligen Reaktionsprozesse wird in den folgenden Ausführungen bevorzugte Beachtung geschenkt, um ihre Bedeutung für die homöopathische Arzneiwahl zu beleuchten. Im ganzen handelt es sich auch hier wieder um einen Schwarzen Kasten, da zahlreiche Prozesse der Reaktionspathologie und vor allem ihre individuellen Varianten und Kombinationen nicht in allen Einzelheiten erklärbar sind.

Die Wirkflüsse, die vom 2. Reaktionsblock ihren Ausgang nehmen, führen in der Abb. 5 nach 3 Richtungen: Ein Wirkfluß weist nach links zur Regelstrecke und betrifft Prozesse, bei welchen eine *Unterstützung der stummen Regulation* in Frage kommt. Die heilsame Wirkung des Fiebers und mancher Ausscheidungen sind hier nochmals zu nennen. Aber auch Ruhigstellung infolge von Schmerzen und anderes wirken in dieser Richtung. Ein weiterer Wirkfluß führt nach rechts zu einem Block, der die *Spätfolgen der Reaktionspathologie* umfaßt. Die Gelenksprozesse bei primär chronischer Polyarthritis wären hier einzuordnen. Diese Spätfolgen unterscheiden sich von der variablen Reaktionspathologie im engeren Sinne durch relative Uniformität und Chronizität der jeweiligen Erscheinungen. Eine dritte Bahn verweist auf die Information des Beobachters, der das Krankheitsbild studiert.

Die Abb. 5 deutet an, daß das Krankheitsbild in seiner Gesamtheit aus Daten besteht, die sich auf die primären Schäden an der Regelstrecke, auf die Reaktionspathologie und auf Spätfolgen beziehen können, wobei in jedem dieser drei Bereiche sowohl klinische als auch apparativ gewonnene Daten beachtenswert sind. Die *individuelle Note* eines Krankheitsbildes beruht allerdings so gut wie ausschließlich auf den unmittelbar zu beobachtenden objektiven und subjektiven Besonderheiten der Reaktionspathologie des 2. Blockes. Daten von primären Schäden an der Regelstrecke, soweit solche erhoben werden können, apparativ gewonnene Daten der Reaktionspathologie und Daten der Spätfolgen sind bei Kranken derselben nosologischen Gruppe dagegen weitgehend uniform und damit für die jeweilige Erkrankung typisch. Es wird zu untersuchen sein, warum diese pathognomonischen Daten für eine homöopathische Arzneiwahl weniger geeignet sind.

In der Reihe der Reaktionsprozesse erscheint in Abb. 5 noch ein 3. Block. Er betrifft die begleitenden konstitutionellen Reaktionsprozesse des Kranken, deren Symptomatik schon vor der Erkrankung bestand. Die Temperaturregulation ist hier z. B. beachtenswert: Der eine liebt es kühl, der andere warm und zwar bereits seit den Zeiten der Gesundheit. Ebenso kann die Bevorzugung oder Ablehnung bestimmter Speisen konstitutionell verschieden sein: Mancher ißt gerne süß, manchen ekelt die Milch. Weitere Daten dieses Blockes können die Psychomotorik betreffen: Mancher ist stets in Eile, andere lassen sich nicht aus der Ruhe bringen. Alle diese Erscheinungen sind nicht krankhaft, weshalb sie im Modell nicht mit der Reaktionspathologie zusammengelegt wurden. Dennoch sind es Reaktionen auf verschiedene innere oder äußere Gegebenheiten oder Veränderungen. Sie werden daher im vorliegenden Schema als *begleitende Reaktionsprozesse* angeführt. Ebenso wie die individuellen Daten der Reaktionspathologie kennzeichnen auch diese Daten die persönliche Reagibilität des Kranken. Deshalb stützt sich die homöopathische Arzneiwahl häufig auch auf derartige Symptome, und es ist notwendig, sie als gesonderten Block in das Denkmodell aufzunehmen.

Abschließend ist noch darauf hinzuweisen, daß dieses große Regelkreismodell keine bloße Erweiterung des kleinen Modells darstellt. Es wird zwar *derselbe Sachverhalt* abgebildet, einige Instanzen des Wirkungsgefüges sind aber im Hinblick auf den jetzt im Vordergrund stehenden Problemkreis *anders definiert*. Im kleinen Modell, das in erster Linie dem Verständnis der Wirkungsumkehrung und der Einordnung der Homöopathie in die gesamte Therapeutik dient, umfaßt die Regelstrecke auch die Parameter der Reaktionspathologie. Im großen Modell enthält die Regelstrecke nur mehr die von der Störgröße passiv beeinflußbaren Regelgrößen. Die aktive Reaktionspathologie ist zusammen mit begleitenden Reaktionsprozessen an den Ausgang der Regeleinrichtung verlegt.

Mit Hilfe dieses Modells wird nun der Übergang der physiologischen Regelung in das Stadium der Erkrankung dargestellt und die Folgerichtigkeit der individuellen homöopathischen Arzneiwahl untersucht. Als einfaches und übersichtliches erläuterndes Beispiel dient der Fall einer akuten Erkältung im Kindesalter.

2. Stufenfunktionen und Notordnungen prägen das Krankheitsbild

Das Beispiel

An einem schönen aber frostigen Wintertag spielten drei Kinder im Freien in Kälte und Wind. Eines dieser Kinder blieb gesund. Das zweite erkrankte am Abend mit hohem Fieber, war aber ohne Behandlung am nächsten Morgen wieder wohlauf. Das dritte Kind bekam am Abend ebenfalls hohes Fieber; die Umstände ließen aber in diesem Falle eine Behandlung angezeigt erscheinen.

Dieses sehr einfache Beispiel einer drohenden oder beginnenden Erkältung wurde deshalb gewählt, weil es den zu untersuchenden Sachverhalt besonders klar hervortreten läßt. Eine akute Erkältung setzt an der Regelstrecke *keine erkennbaren primären Schäden* und verursacht auch *keine Spätfolgen.* Dadurch kann *das Muster und die individuelle Ausprägung der Reaktionsprozesse isoliert* betrachtet werden. Der Block des Krankheitsbildes, in welches bei Abb. 5 Daten aus mehreren Bereichen einfließen und der Block der Spätfolgen sind daher in den weiteren Abbildungen entbehrlich.

Die Resistenz

Das erste der drei erwähnten Kinder war der Kälte und dem Wind gegenüber resistent. Zweifellos bewirkten Kälte und Wind auch bei diesem Kind passive Ablenkungen der unmittelbar beeinflußbaren Regelgrößen, die aber keine klinische Symptomatologie zeigten. Im weiteren Verlauf konnte die Regeleinrichtung dieses Kindes offenbar sofort *ausreichende Stellimpulse* bilden, welche die Regelabweichungen vollkommen kompensierten. Die Gesundheit dieses beschwerdenfrei gebliebenen Kindes kann in seiner Fähigkeit gesehen werden, die Wirkungen der Störgrößen in kürzester Zeit durch die *stumme physiologische Regelung* auszugleichen. Ihre Kapazität reichte aus, um die Belastung zu bewältigen. Für eine graphische Darstellung würden die Elemente eines einfachen Regelkreises genügen. Der Organismus war nicht genötigt, zusätzliche Regelmechanismen ins Spiel zu bringen, die nicht mehr ohne eine spürbare Reaktionssymptomatik abgelaufen wären.

Die Entwicklung der Erkrankung

Das zweite Kind, das denselben Witterungseinflüssen ausgesetzt war, erkrankte am Abend plötzlich mit hohem Fieber und ängstlicher Unruhe. Das Gesicht war stark gerötet und die Haut des Körpers heiß aber trokken. Außerdem bestand auffälliger Durst. Die Eltern brachten das Kind zu Bett. Da es bald einschlief, wurde weder ein Arzt gerufen noch sonst etwas unternommen. Nachts kam es zu einem spontanen Schweißausbruch, und im Laufe des nächsten Tages erholte sich das Kind rasch und blieb beschwerdefrei.

Die zunächst angesprochene und *physiologische Regelung* war hier nicht in der Lage, die Situation zu beherrschen. In Abb. 6, welche die Erkrankung dieses Kindes darstellt, ist diese insuffiziente physiologische Regelung als innere Bahn eingetragen, aber zum Zeichen ihrer Wirkungslosigkeit nicht bis zur Regelstrecke durchgezogen.

Die Reaktionssymptomatik zeigte an, daß andere Regelmechanismen aktiv wurden. Offenbar übernahm ein leistungsfähigerer, *übergeordneter Regelkreis* die Aufgaben, welche der physiologische Regelkreis nicht mehr bewältigen konnte. Der Block der übergeordneten Regeleinrichtung, die man auch als eine *Regeleinrichtung für übermäßige Belastung* bezeichnen kann, ist im Schema über dem Block der physiologischen Regeleinrichtung angegeben. Diese Regeleinrichtung für übermäßige Belastung vermag ihre verstärkten Anstrengungen aber nicht ohne das Erscheinen einer Reaktionspathologie in die Wege zu leiten, wie sie bei der Beschreibung des großen Regelkreismodells dargestellt und durch Abb. 5 veranschaulicht wurde.

Die hauptsächlich wirksamen Stellimpulse dieses übergeordneten Regelkreises arbeiten ebenso wie die physiologischen Stellprozesse symptomlos. Sie sind in Abb. 6 durch den Schwarzen Kasten Nummer 1 wiedergegeben, der ebenso wie in Abb. 5 die ungenügend bekannte aber in erster Linie wirkungsvolle *stumme Regulation* umfaßt. Auch diese Efferenz ist nicht bis zur Regelstrecke durchgezogen, um anzudeuten, daß die Kompensation auch auf diesem Wege noch nicht erfolgt ist.

Im Sinne des großen Regelkreismodells ist diesem Block nun der Schwarze Kasten Nummer 2 an die Seite zu stellen, der die Reaktionspathologie anzeigt. Im Beispiel der geschilderten Erkältung handelt es sich um hohes Fieber, Durst, Trockenheit der Haut, Unruhe und Angst. Unter diesen unmittelbar sinnlich wahrnehmbaren Reaktionsprozessen, welche die nun ablaufende Regelung mit sich brachte, war nur das Fieber in der Lage, die hauptsächlich wirksame stumme Regulation zu unterstützen. Die übrigen Reaktionen, vor allem die Unruhe und die Angst erweckten den Eindruck einer Fehlregulation. Dennoch sind diese Erscheinungen kaum zufällig, denn sie stellen Elemente eines Reaktionsmusters dar, das wohl nicht ohne Unruhe und Angst auftreten kann. Um die entscheidende stumme Regulation des Blockes 1 in ausreichender Stärke zur Wirkung kommen zu lassen, mußte in diesem Falle auch Unruhe und Angst des Blockes 2 in Kauf genommen werden. Unruhe und Angst erscheinen nur dem Kranken und einem Beobachter als unnötige Begleiterscheinungen, der die doch wohl gesetzmäßige Verflechtung des gesamten Reaktionsmusters der Blöcke 1 und 2 nicht erkennt oder nicht anerkennt.

Das Krankheitsbild ist in dem gewählten Beispiel mit der Symptomatik des Blockes 2 der Reaktionspathologie identisch, da die Regelstrecke keine Symptomatik bietet und der Block der Spätfolgen entfällt.

Im weiteren Verlauf vermochte die hauptsächlich wirksame stumme Regulation des Blockes 1 bei dem in Rede stehenden zweiten Kind, unterstützt durch den sinnfälligen Reaktionsprozeß des Fiebers, die ebenfalls stummen aber zweifellos vorhandenen primären Auswirkungen der Kälte und des Windes an der Regelstrecke alsbald zu kompensieren. In Abb. 6

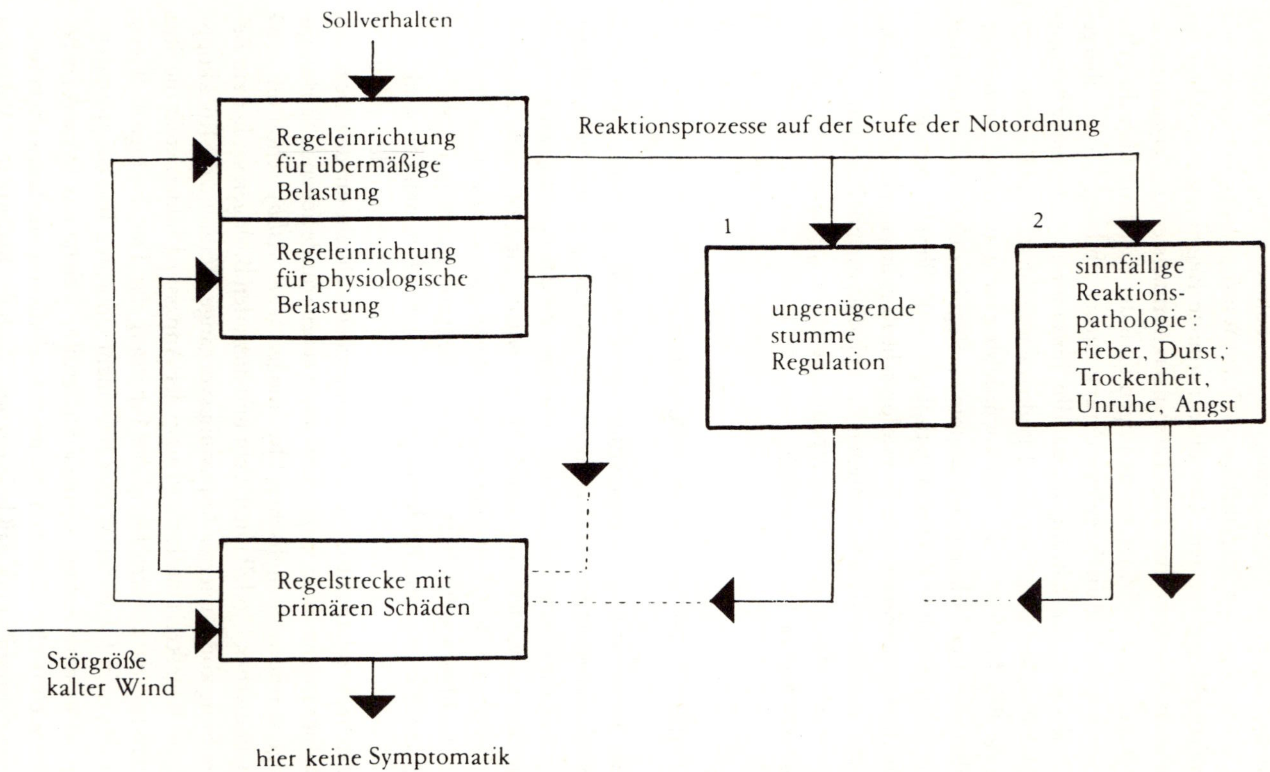

Abb. 6: Die Notordnung einer Erkrankung als Stufenfunktion eines ultrastabilen Systems

wäre dies durch die Verlängerung der Wirkbahn der stummen Regulation des übergeordneten Regelkreises und der Wirkbahn des Fiebers bis zur Regelstrecke anzuzeigen. Der übergeordnete Regelkreis war damit geschlossen. Die jetzt durch die Efferenzen normalisierten Verhältnisse an der Regelstrecke wirkten im ständigen Fluß der Regelung über die Afferenzen wieder auf die Regeleinrichtung zurück und zeigten der übergeordneten Regeleinrichtung an, daß ihr Einsatz nun nicht mehr benötigt wird. Sie stellte daraufhin ihre Tätigkeit ein und baute die Reaktionsmuster der Blöcke 1 und 2 ab. Damit wurde aber nicht nur die nicht mehr erforderliche Verstärkung der stummen Regulation zurückgenommen, auch die begleitende Reaktionspathologie verlor ihre Grundlage und das Krankheitsbild erlosch. Der physiologische Regelkreis reichte nun wieder aus und konnte in dem betroffenen Bereich die gesamte Regelung weiterhin allein vollziehen. Eine therapeutische Unterstützung des Heilungsprozesses war nicht erforderlich.

Stufenfunktionen und ultrastabile Systeme

Die kybernetische Interpretation der Entstehung einer Erkrankung ging von der Annahme aus, daß die Stellgrößen der physiologischen Regelung im Erkrankungsfall nicht ausreichen, um das Gleichgewicht an der Regelstrecke wiederherzustellen. Weiter wurde angenommen, daß in einer derartigen Situation eine übergeordnete Regeleinrichtung in Kraft tritt, die über andere, wirkungsvollere Stellgrößen verfügt, wobei allerdings auch belastende Reaktionsprozesse in Kauf zu nehmen sind.

Diese Auffassung wurde jedoch nicht im Hinblick auf den darzustellenden Sachverhalt entwickelt. Es handelt sich vielmehr um den speziellen Fall einer sogenannten *Stufenfunktion*. Das zugrunde liegende Wirkungsgefüge wurde vom englischen Physiologen *W. R. Ashby* schon um 1950 am technischen Modell untersucht und dient den Biologen seither zur Beschreibung komplizierter Anpassungsvorgänge. Während die Rückkopplung im Regelkreis das erste Prinzip der Anpassung bildet, stellt die Stufenfunktion *das zweite Prinzip der Anpassung* dar. Der Zoologe *W. Wieser* erläutert es in folgender Weise: Bei einem einfachen Rückkopplungssystem ist es eine einzige variable Stellgröße, welche das System an bestimmte Umweltveränderungen anpaßt. ,,Falls nun die Umweltveränderungen dergestalt sind, daß kein einziger Wert der betreffenden Variablen einen stabilen Zustand herbeiführen kann, dann tritt eine neue Schaltung in Funktion. Das System macht gleichsam einen Sprung und sucht entlang einer neuen Variablen seinen alten stabilen Zustand. Falls auch diese Variable nicht zum gewünschten Ergebnis führt, dann folgt ein weiterer Sprung usw., bis Stabilität endlich erreicht ist. Der Bereich, in dem jede der Hauptvariablen wirksam ist, wird auch Feld genannt. Stufenfunktionen sind also jene Schaltprinzipien, die einem System erlauben, von einem Feld in ein anderes überzugehen" [32].

Ein derartiges System nannte *Ashby* im Gegensatz zum einfachen stabilen System des Regelkreises ein *ultrastabiles System*. Es hat die Eigenschaft, jenes Feld zu verlassen, dessen Stellgrößen kein Gleichgewicht herbeizuführen vermögen und an deren Stelle die Stellgrößen eines anderen Feldes einzusetzen. Ein mehrstufiges ultrastabiles System vermag diesen Vorgang der Anpassung nötigenfalls auch auf weiteren Stufen zu wiederholen. Im Feld jeder Stufe kann entweder eine einzige variable Stellgröße in Funktion treten oder aber eine feste Gruppe variabler Stellgrößen wie im Falle einer Erkrankung. Bei der geschilderten Erkältung umfaßte das Feld der zweiten Reaktionsstufe ein Muster von Reaktionsprozessen, in welchem die wirkungsvollen neuen Stellgrößen unvermeidbar mit eher belastenden Reaktionsprozessen gekoppelt waren.

Die Stufenfunktionen ultrastabiler Systeme werfen auf die wechselvolle Biographie mancher chronisch Kranker ein beachtenswertes Licht. Die Aufeinanderfolge scheinbar zusammenhangloser Krankheiten dürfte nicht selten einer Aufeinanderfolge von Reaktions- und Regulationsstufen entsprechen. Diese können einander spontan ablösen, wenn die vorangegangene Reaktionsstufe keine ausreichende Stabilität herbeiführen konnte, oder aber auch iatrogen auftreten, wenn die vorangegangene Reaktions- und Regulationsstufe durch unsachgemäßes Eingreifen ihrer Stabilisierungsmöglichkeit beraubt wurde.

Die Erkrankung als Notordnung

Die Funktionsveränderungen eines Kranken sind nicht unbedingt Zeichen einer Unordnung. Man kann in der Erkrankung auch den Ausdruck einer veränderten Ordnung sehen, selbst wenn nicht alle Elemente dieser neuen Ordnung die Genesung fördern. Diese Ansicht wird bereits durch die erwähnten Stufenfunktionen nahegelegt, bei welchen zumindest die aktiven Krankheitsprozesse einem organisch verflochtenen Bewältigungsprogramm angehören, das auf der jeweiligen Stufe der Reaktion und Regulation abläuft.

Die Auffassung, daß die Reaktionspathologie einer weitgehend programmierten Ordnung angehört, deren Einzelprozesse nicht immer antagonisiert und unterdrückt werden sollen, kommt auch in der *Definition der Krankheit* zum Ausdruck, welche die allgemeine Biologie anbietet. Die Enzyklopädie von Brockhaus enthält z. B. folgende Formulierungen (Hervorhebungen vom Verfasser): „Krankheit, eine besondere Ablaufsform der Lebensvorgänge des ... Organismus. Ihre Anzeichen (Symptome) unterscheiden sie von den Lebensäußerungen der Gesundheit. Diese Anzeichen sind *Auswirkungen regulierender Organleistungen*, die auch im gesunden Zustand den Organismus erhalten, in der Krankheit aber entweder gesteigert oder geschwächt, unter Umständen qualitativ abgeändert, selten gänzlich vernichtet sind. ... Die Krankheit wird also vom Organismus selbst hervorgebracht und ist nicht etwas von außen kommendes Neues, vielmehr eine *Anstrengung des Organismus, mit eigenen Mitteln* die Gesundheit wieder zu erreichen. Aus der Umwelt stammen Anlässe und *Auslösungen* für den Krankheitsvorgang. Die letzte formbestimmte *Ursache* der Krankheit liegt in der *Reagibilität des Organismus*, deren Ausmaß und Artung durch die Gesamtbeschaffenheit (Konstitution) bestimmt wird. ... Indem also im Organismus die gesundheitliche Ordnung einer *Notordnung* in der Krankheit gewichen ist, wird die gesamte Leistungsfähigkeit des kranken Lebewesens ... abgewandelt. ..." [33].

Es ist erstaunlich, wie weitgehend die hier verwendete Terminologie mit der Ausdrucksweise der Homöopathie übereinstimmt. Vom Sprachgebrauch der Lehrmedizin abweichend werden die Störgrößen in den zitierten Sätzen nicht als Ursachen, sondern wie in der Homöopathie als Auslösungen der Krankheit bezeichnet. Die Ursache der Erkrankung ist dagegen in der Reagibilität des Organismus zu suchen. Die Erkrankung selbst ist treffend als Ausdruck einer Notordnung gekennzeichnet, mit welcher der Organismus die Gesundheit oder wenigstens ein erträgliches Gleichgewicht zu erreichen trachtet. Die Abb. 6 veranschaulicht somit durch die übergeordnete Regeleinrichtung und die Blöcke ihrer Reaktionsprozesse die *Stufe der Notordnung*, auf welche sich das ultrastabile System des erkrankten Kindes einstellte, nachdem die individuelle Kapazität des physiologischen Regelkreises überschritten war. Der zitierten

Terminologie folgend waren Kälte und Wind nur Auslösungen. Die tiefere Ursache der Erkrankung lag in der Gesamtbeschaffenheit der Reagibilität des Kindes, welche auch die Artung und das Ausmaß der konkreten Notordnung bestimmte. Im ganzen handelte es sich um eine Anstrengung des Organismus, mit eigenen Mitteln die Gesundheit wieder zu erreichen. Bei dem zweiten Kind des herangezogenen Beispiels war diese Anstrengung auch erfolgreich.

3. Kausale und phänomenologische Gesichtspunkte bestimmen die homöopathische Therapie

Die Fragwürdigkeit der Antagonisierung

Das dritte Kind, welches an jenem schönen aber frostigen Wintertag dem kalten Wind ausgesetzt war, erkrankte dem gewählten Beispiel zufolge wie das zweite Kind am Abend mit hohem Fieber, ängstlicher Unruhe, gerötetem Gesicht, heißer aber trockener Haut und Durst. Die Eltern wußten jedoch aufgrund früherer ähnlicher Ereignisse, daß ihr Kind nicht imstande ist, eine derartige Erkältung ohne weiteres zu überwinden. Sie verständigten daher einen Arzt, der eine homöopathische Behandlung für angemessen hielt. Die therapeutischen Überlegungen, die Art der homöopathischen Behandlung und ihre Interpretation sind Gegenstand der folgenden Darlegungen.

Manche Ärzte bevorzugen es in derartigen Fällen, eine Behandlung erst dann einzuleiten, wenn sich die Erkrankung lokalisiert hat. Sie warten bis zum nächsten Tage, um feststellen zu können, ob sich eine Bronchitis, eine Angina oder vielleicht eine meningeale Reizung entwickelt. Erst dann reichen die Befunde nach dieser Auffassung für eine folgerichtige Therapie aus.

Meist gibt der Arzt aber dem verständlichen Wunsch der Eltern nach und antagonisiert zunächst das Fieber mit einem Antipyretikum. Bei erheblicher Unruhe eines hoch fiebernden Kindes ist es erforderlich, so bald als möglich eine Erleichterung herbeizuführen. Ob allerdings eine einfache Antagonisierung der Beschwerden das Beste leistet, bleibt fragwürdig.

Die Abb. 7 veranschaulicht die Antagonisierung der Reaktionspathologie. Sie bezieht sich aber nicht nur auf die Erkrankung des genannten Kindes, sondern kennzeichnet den Wirkweg und die *Grenzen der antagonisierenden Methode* überhaupt. Der insuffiziente Regelkreis der physiologischen Regelung ist im Gegensatz zu Abb. 6 hier und in den nachfolgenden Darstellungen der Übersichtlichkeit halber nicht eingetragen. Es wird nur mehr das Wirkungsgefüge für übermäßige Belastung im Auge behalten. Um zum Ausdruck zu bringen, daß keine Spontanheilung erfolgte, sind die Bahnen der Efferenz nicht bis zur Regelstrecke durchgezogen. Die Regelabweichungen an der Regelstrecke bleiben bestehen und halten über die Afferenz die Reaktionsprozesse und damit auch die Pathologie des Blockes 2 auf der derzeitigen Reaktionsstufe im Gang. Die Antagonisierung der Reaktionspathologie ist in der Abb. 7 durch einen nach oben gerichteten Pfeil dargestellt. Sie erzielt nur eine isolierte Kompensation einzelner Prozesse der Reaktionspathologie, etwa des Fiebers oder der Unruhe, und auch diese meist nur für die Zeit der Wirkungsdauer des Medikaments. Anschließend produziert die weiterhin aktive Regeleinrichtung dieselbe Reaktionspathologie erneut.

Das Schema deutet aber noch ein Weiteres an. Die von der Regeleinrichtung unterhaltenen Reaktionsprozesse, die wertvolle stumme Regulation einserseits und die Reaktionspathologie andererseits, bilden als Reaktionsstufe und Notordnung des Gesamtsystems eine organisch verflochtene Einheit. Es ist daher nicht auszuschließen, daß manche antagonisierende Maßnahme nicht nur die Reaktionspathologie hemmt, gegen die sie gerichtet ist, sondern gleichzeitig indirekt auch die stumme Regulation beeinträchtigt. Dadurch würde aber die zwar insuffiziente, aber dennoch vorhandene stumme Regulation zumindest für die Wirkungsdauer der Antagonisierung in unvorteilhafter Weise noch weiter vermindert.

Eine Antagonisierung kann wohl nur dann sinnvoll wirken, wenn sie sich nicht gegen sekundäre Prozesse der Reaktionspathologie, sondern gegen die primären Regelabweichungen an der Regelstrecke richtet, und zwar gleichmäßig gegen die Gesamtheit dieser Regelabweichungen. Die primären und passiven Regelabweichungen an der Regelstrecke sind aber auch unter Zuhilfenahme apparativer Methoden so gut wie niemals vollständig faßbar. Teilweise Antagonisierungen der primären Regelabweichungen wirken jedoch wohl wiederum nur palliativ. Erst nach einer vollzähligen Antagonisierung der Regelabweichungen an der Regelstrecke kann der Organismus die Regeleinrichtung für übermäßige Belastung ab-

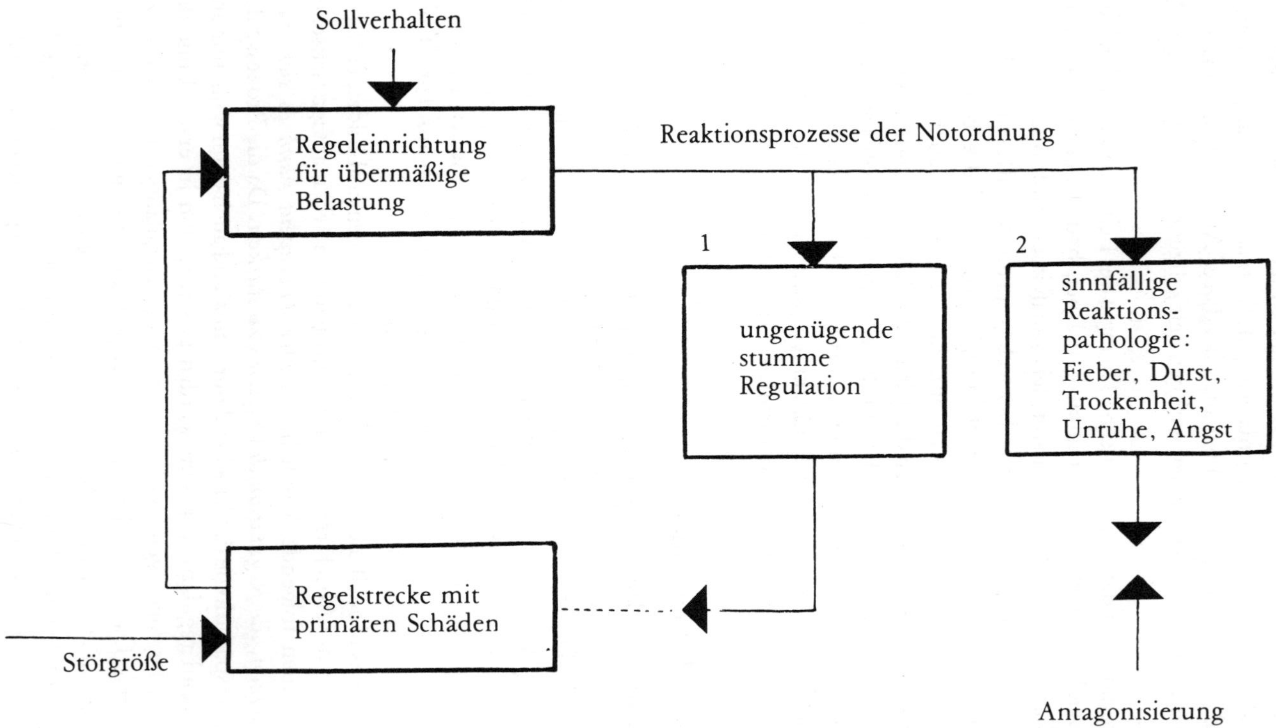

Abb. 7: Antagonisierung der Reaktionspathologie (Antagonisierung an der Regelstrecke mangels ausreichender Erkennbarkeit der primären Schäden fast nie möglich)

bauen, wodurch die Reaktionspathologie endgültig erlischt. Da aber eine vollzählige künstliche Antagonisierung der primären Regelabweichungen kaum jemals möglich ist, fehlen auch bei dieser Art der Antagonisierung die Voraussetzungen für einen wirklich befriedigenden Einsatz dieser Methode.

Trotzdem ist die antagonistische Therapie der Lehrmedizin vielfach unersetzlich, sei es, daß die Notfallmedizin lebensbedrohliche Zustände nur auf diese Weise beherrschen kann, sei es, daß irreparable Spätfolgen eines Krankheitsprozesses vorliegen, bei welchen eine Beeinflussung über Regulationsmechanismen nicht mehr möglich ist. So wird z. B. bei fortgeschrittenen Fällen von primär chronischer Polyarthritis auch ein homöopathischer Arzt dem Kranken die erleichternden Kortikoide nicht vorenthalten. Hinsichtlich der Mehrzahl der akuten und chronischen Erkrankungen, wie sie vor allem den Hausarzt beschäftigen, ist aber die Unzulänglichkeit antagonistischer Maßnahmen heute kaum mehr zu bestreiten. Alternativen werden in zunehmendem Maße aktuell.

Die kausale Konzeption

Die Abb. 7 erläuterte die Erfahrung, daß eine antagonistische Therapie, insbesondere eine Antagonisierung von Prozessen der Reaktionspathologie, auf die Dauer nicht befriedigt. Ebenso ist eine Abschirmung von Störgrößen zwar bei einer bedrohlichen Intensität dieser Störgrößen zunächst unerläßlich, sie vermag aber leider selten weder eine Chronifizierung der Erkrankung zu verhindern noch bei erneuten Expositionen Rezidiven vorzubeugen. Es ist nun zu untersuchen, inwieweit sich aus dem Denkmodell eine aussichtsreichere Therapie ableiten läßt.

Wenn das Modell die Verhältnisse ausreichend genau abbildet, eröffnet sich neben der Abschirmung von Störgrößen und neben antagonistischen Maßnahmen folgende Möglichkeit: *Der Therapeut kann es sich zum Ziele setzen, die Regulation des Systems zu stärken*. Da die Prozesse der Reaktionspathologie des Blockes 2 nur selten und auch dann wohl nur unterstützend regulativ wirksam werden können, sind in erster Linie die Prozesse der vorwiegend wirksamen stummen Regulation des Blockes 1 zu verstärken. Das ist eine kausale Konzeption. Die stumme, aber entscheidende Regulation ist insuffizient. Deshalb bleiben die Regelabweichungen und in weiterer Folge die Reaktionspathologie bestehen. Eine Verstärkung dieser stummen Regulation könnte die Regelstrecke normalisie-

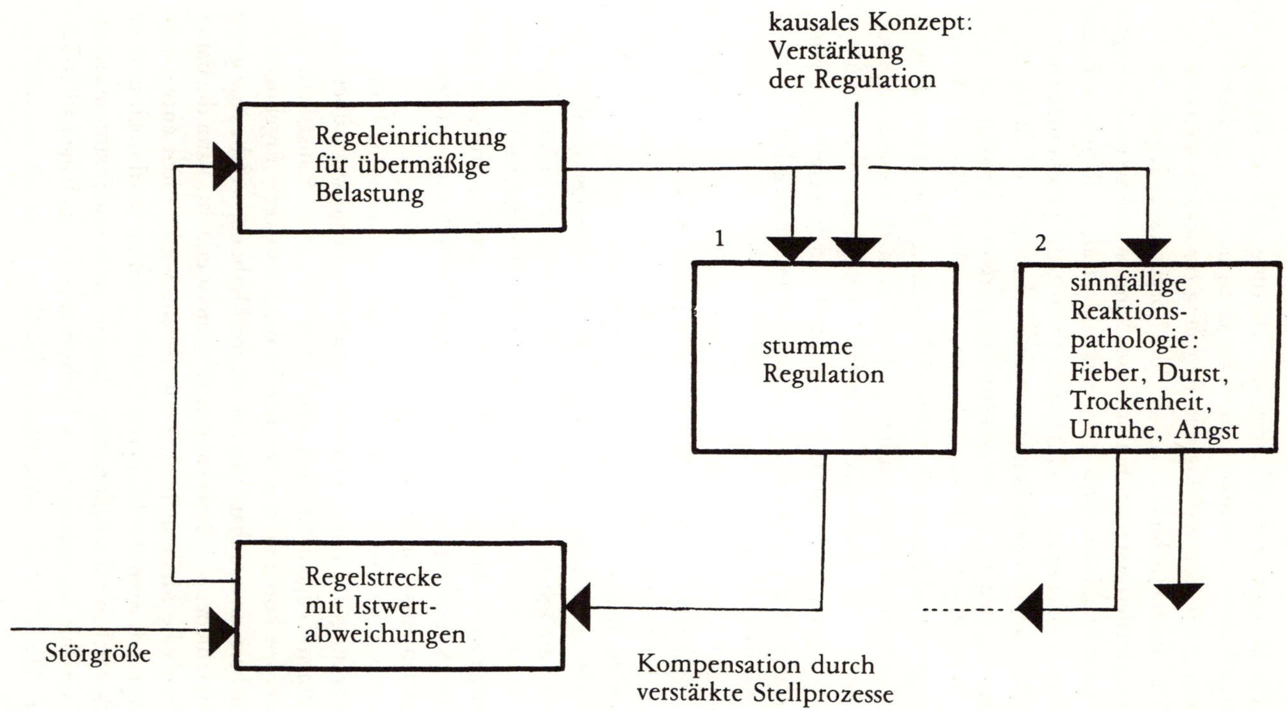

Abb. 8: Konzept einer kausalen Therapie: Verstärkung der Regulation, die in weiterer Folge auch die Reaktionspathologie abklingen läßt (vgl. Abb. 12)

ren. Die Funktionsstufe für übermäßige Belastung, in deren Rahmen die Reaktionspathologie zustande kam, wäre dann überflüssig. Der Organismus könnte auf die physiologische Regelung zurückkommen und wäre geheilt. Man darf annehmen, daß sich die körpereigene Regulation den jeweiligen Erfordernissen optimal anpassen kann, so daß sie nach erfolgter Verstärkung imstande ist, die Regelabweichungen an der Regelstrecke tatsächlich früher oder später vollzählig und vollständig zu kompensieren. Andererseits wäre eine anhaltend verstärkte Leistungsfähigkeit der stummen Regulation in der Lage, bei erneutem Auftreten der Störgröße deren Wirkung an der Regelstrecke rasch abzufangen und damit Rezidiven mehr oder weniger vorzubeugen. Die Abb. 8 stellt diese therapeutische Konzeption einer Verstärkung der stummen Regulationsprozesse des Blocks 1 durch einen Pfeil dar, der zunächst parallel zur Bahn der unterstützungsbedürftigen Regulation verläuft. Anschließend sind die vereinigten Wirkflüsse imstande, auf die Istwertabweichungen an der Regelstrecke kompensierend einzuwirken.

Dieser wohl überzeugende therapeutische Plan läßt sich aber nicht ohne weiteres verwirklichen. Der Block 1 des Schemas wurde bereits als Schwarzer Kasten von besonderer Undurchsichtigkeit gekennzeichnet. Wenn aber die Regulationsprozesse eines konkreten Kranken zum Zeitpunkt des therapeutischen Eingreifens nicht oder nicht genügend bekannt sind, ist es unmöglich, diese unmittelbar zu verstärken. Eine streng naturwissenschaftlich orientierte Medizin, welche in möglichst lückenlosen Kausalketten zu denken gewohnt ist, kann nur definierte Prozesse gezielt steuern. Ein Schwarzer Kasten bietet für ihre Methoden keine oder keine ausreichenden Ansatzmöglichkeiten.

Die naturwissenschaftliche Medizin hat das therapeutische Prinzip einer Verstärkung der körpereigenen Regulation keineswegs übersehen. Auf einzelnen Teilgebieten, auf welchen geschlossene Kausalketten erforscht werden konnten, werden bereits beachtenswerte Ergebnisse erzielt. Eine breit anwendbare therapeutische Methode, welche eine große Anzahl verschiedener Erkrankungen zu steuern erlaubt, kann die naturwissenschaftliche Medizin jedoch auf diesem Sektor nicht entwickeln. Der Schwarze Kasten der körpereigenen Regulation wird noch in manchen Teilbereichen aufgehellt werden. Im ganzen ist seine extreme und individuell variable Komplexität aber höchstwahrscheinlich niemals voll erforschbar. Hier sind der analytischen Naturwissenschaft Grenzen gesetzt.

Die Ganzheit der Reaktionsprozesse

Der logische und kausal gedachte therapeutische Plan einer Verstärkung der stummen, aber in erster Linie wirksamen Regulation scheitert im Bereich der exakt analytischen Forschungsmethoden an der Tatsache, daß die unterstützungsbedürftigen Regulationsprozesse größtenteils unbekannt sind. Sobald man aber den phänomenologischen *Begriff der Ganzheit* und die phänomenologische *Methode der Analogisierung* heranzieht, wird die vielversprechende therapeutische Konzeption auf breiter Ebene praktikabel.

Die erste phänomenologische Überlegung betrifft die bereits erwähnte Annahme, daß sämtliche Reaktionsprozesse eines Kranken letztlich eine organisch verbundene Einheit bilden. Man spricht in derartigen Fällen auch von einer *Ganzheit.* Die Enzyklopädie von Brockhaus definiert (Hervorhebung von Verfasser): ,,Ganzheit, ein Insgesamt von Gliedern, in denen eine stabile Ordnungsbeziehung des Ganzen zu den Gliedern und der Glieder zueinander herrscht. ... sie kann als eine *Struktur* betrachtet werden. ..." Speziell für die Biologie wird hinzugefügt: ,,Ganzheit bezeichnet ... *die einheitliche Geschlossenheit der Form und der Leistung*"[34].

In diesem Sinne stellt nach der hier vertretenen Auffassung zunächst die Notordnung eines Kranken eine Ganzheit dar. Sie umfaßt, wie schon mehrmals hervorgehoben, die Prozesse der stummen Regulation und der sinnfälligen Reaktionspathologie, wie sie in den Blöcken 1 und 2 des Denkmodells abgebildet wurden. Es sind aber nicht nur die bloßen Funktionen der genannten Bereiche als eine Einheit zu betrachten, auch *persönliche Besonderheiten* dieser Funktionen bilden integrierende Elemente der Ganzheit. Hinsichtlich der Reaktionspathologie des Blockes 2 wurden einige dieser individuellen variablen Eigenheiten an Hand der eingangs erwähnten Beispiele konkret geschildert. Im Beispiel des erkrankten Kindes waren es die Höhe des Fiebers und bezüglich der vegetativen, motorischen und psychischen Funktionen der Durst, die Trockenheit der Haut, die Unruhe und die Angst. Ebenso wie im Bereich der Reaktionspathologie sind aber auch im Bereich der stummen Regulation des Blockes 1 mit größter Wahrscheinlichkeit persönliche Besonderheiten anzunehmen, wenngleich es nicht möglich ist, diese zu beschreiben.

Die individuelle Ganzheit der Reaktionsprozesse umfaßt jedoch nicht nur die Notordnung mit den Blöcken 1 und 2. Auch außerhalb der Erkrankung stehende reaktive Prozesse, deren individuelle Symptomatik die Kenntnis der Konstitution des Kranken vervollständigt, sind hier in Betracht zu ziehen. Im Zusammenhang mit der Abb. 5 wurde diese Art von Daten bereits erwähnt und als Block 3 abgebildet. Im Beispiel des erkrankten Kindes ist die bisherige Beschreibung des Falles diesbezüglich durch den Hinweis zu ergänzen, daß es sich um ein kräftiges und sonst lebhaftes Kind handelte.

Schließlich ist auch noch die gesamte Regeleinrichtung, welche die Reaktionsprozesse aller drei Blöcke steuert, in die *individuelle Ganzheit des reaktiven Verhaltens* einzubeziehen. In Abb. 9 ist diese Ganzheit durch ein Rechteck eingegrenzt. Die Elemente der beiden linken Blöcke, nämlich der Regeleinrichtung und der stummen Regulation sind im konkreten Fall stets ungenügend bekannt, die Elemente der beiden rechten Blöcke, nämlich der Reaktionspathologie und der von früher her bekannten Konstitution, sind dagegen in der Regel ausreichend feststellbar. Selbstverständlich bildet das reagierende Individium in seiner Gesamtheit ebenfalls eine Ganzheit. Die Instanz der Regeleinrichtung und die von dieser abhängigen Reaktionsprozesse darf man aber als eine individuelle Ganzheit im engeren Sinne herausheben und ihr eine besonders enge Vermaschung sowie nach den oben zitierten Sätzen eine besonders einheitliche Geschlossenheit der Struktur und der Leistung zuschreiben.

Im vorliegenden Zusammenhang ist es nun ausschlaggebend, daß eine Ganzheit häufig eine bemerkenswerte Eigentümlichkeit besitzt. Eine Ganzheit ist nämlich in vielen Fällen auch dann in ihrem vollen Umfang feststellbar, wenn nicht alle Elemente ihres Musters wahrzunehmen sind. So genügt es beispielsweise, bei der Gestaltwahrnehmung etwa den Kopf eines Tieres zu sehen, um seine Artzugehörigkeit festzustellen und u. a. zu wissen, ob es Krallen, Klauen oder Hufe besitzt, auch wenn man die Extremitäten nicht wahrnehmen kann. Selbstverständlich gelingt die Erschließung der verborgenen Anteile einer Gestalt um so sicherer, je mehr bedeutungsvolle Einzelheiten wahrgenommen und verwertet werden können.

Bei den Mustern menschlicher Reaktionsprozesse darf man analoge Verhältnisse annehmen. Sofern das reaktive Verhalten eines Kranken tatsächlich eine Ganzheit im strengen Sinne dieses Wortes bildet, ist es somit nicht nötig, daß der Therapeut die einzelnen Elemente der stummen Regulation, die er zu verstärken beabsichtigt, kennt, um sie in den Griff zu bekommen. Mit der *Erfassung der sinnlich wahrnehmbaren Elemente* der

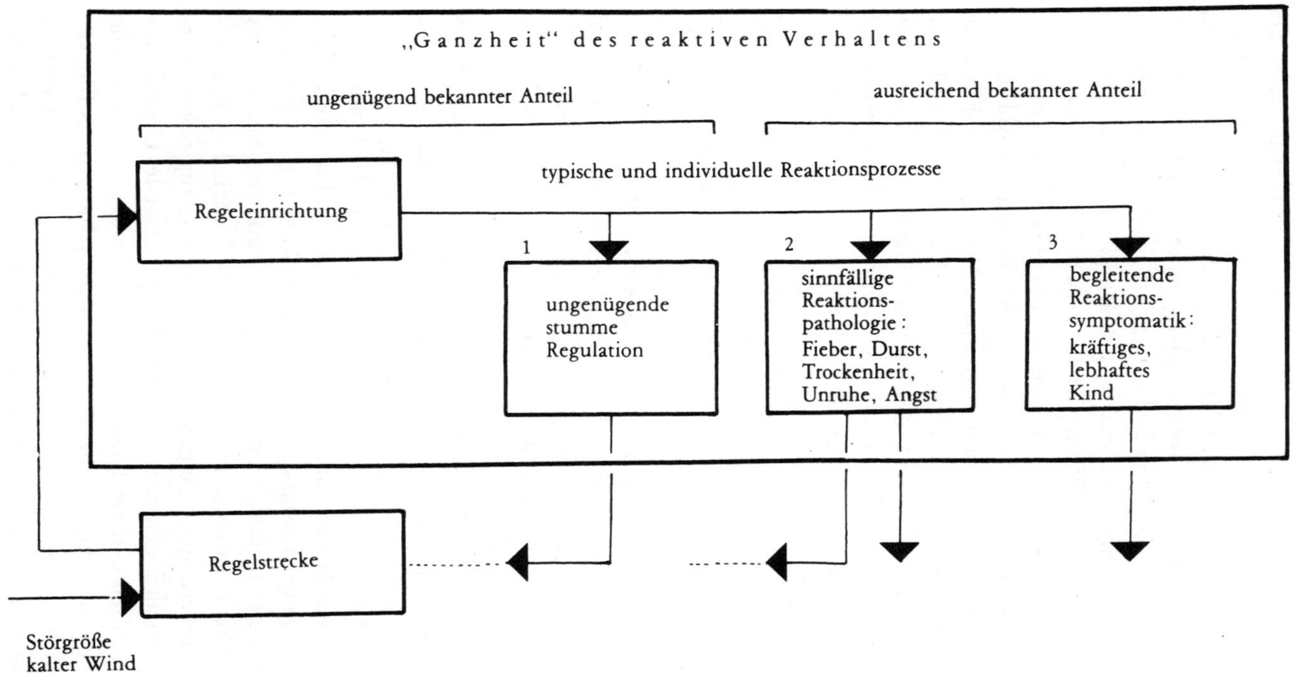

Abb. 9: Das gesamte reaktive Verhalten als „Ganzheit" mit engen funktionellen Verflechtungen

pathologisch veränderten und der begleitenden Reaktionsprozesse der Blöcke 2 und 3 ist mit größter Wahrscheinlichkeit die Gesamtheit des reaktiven Verhaltens und damit auch der Block 1, nämlich die *unzureichend bekannte stumme Regulation, für eine therapeutische Steuerung ausreichend gekennzeichnet.* Sie ist ein Teil eines ganzheitlichen Verhaltens, sie verändert sich daher gemeinsam mit den übrigen Elementen dieser Ganzheit und läßt sich mit größter Wahrscheinlichkeit durch einen Eingriff beeinflussen, welcher die faßbaren Elemente dieser Ganzheit beeinflußt.

Durch diese Überlegungen wird die Verwirklichung des in Abb. 8 skizzierten therapeutischen Konzeptes in greifbare Nähe gerückt. Ein Reiz, der *eine Verstärkung sinnlich wahrnehmbarer Elemente* des reaktiven Verhaltens herbeiführt, bewirkt aufgrund der Ganzheit des reaktiven Verhaltens mit großer Wahrscheinlichkeit *auch eine Verstärkung der stummen Regulation*, von welcher die Heilung oder zumindest eine wesentliche Besserung der Erkrankung zu erwarten ist.

Damit ist aber der alte Similesatz der Homöopathie in abgewandelter Form ausgesprochen und gleichzeitig interpretiert. *Hahnemann* formulierte den Satz stets als reine Therapieanweisung, z. B. ,,Wähle, um ... zu heilen ... eine Arznei, welche ein ähnliches Leiden ... erzeugen kann, als sie heilen soll"[35]. *Leeser* fügte dieser Therapieanweisung an einer ebenfalls bereits zitierten Stelle eine Interpretation der Wirkung hinzu und sprach von einer Anregung der Regulierungsvorgänge. Die homöopathische Arznei ist so zu wählen, ,,daß die Gesamtheit der Arzneisymptome möglichst ähnlich der Gesamtheit der Krankheitssymptome ist". Dadurch werden nach *Leeser* ,,die Regulierungsvorgänge ..., welche sich schon unter der Einwirkung der Schädigung in Gang befinden, ... erhöht, erweitert oder beschleunigt" [36]. Bei dieser Formulierung ist es aber nicht ohne weiteres einsichtig, warum die Nachahmung der Krankheitssymptome, also die Nachahmung der pathologischen Reaktionen auch die Regulierungsvorgänge verstärkt. Das vorgelegte Modell geht auf diese Denkschwierigkeit ein und führt damit die Interpretation des Similesatzes noch um einen Schritt weiter. Es behandelt die pathologischen Reaktionen und die Regulierungsvorgänge getrennt, betont aber zugleich die Verflechtung ihrer Funktionen. Das ganzheitliche Verhalten des Organismus ermöglicht es, durch eine medikamentöse Nachahmung und eventuelle Verstärkung von sinnfälligen Prozessen vor allem im Bereich des Blockes 2 auch eine Nachahmung und Verstärkung der weitgehend unbekannten, aber entscheidenden Regulationsprozesse im Bereich des Blockes 1 zu erzielen. Die homöopathisch gewählte Arznei, das Simile, ahmt die Reaktionsprozesse der Notordnung in ihrer Gesamtheit nach. Seine Wahl orientiert sich zwar an der sinnfälligen Symptomatik der Reaktionspathologie des Blockes 2 und der begleitenden Reaktionsprozesse des Blockes 3, seine stimulierende Wirkung erstreckt sich aber auch auf die nicht direkt faßbaren, aber ausschlaggebenden Stellgrößen der stummen Regulation des Blockes 1.

Die Bedeutung der individuellen Elemente

Nun beginnt auch die Bedeutung der individuellen Ausprägung der Reaktionsprozesse verständlich zu werden. In bezug auf die allgemeine Gestaltwahrnehmung wurde bereits erwähnt, daß verborgene Anteile einer Gestalt um so sicherer zu erschließen sind, je mehr bedeutungsvolle wahrnehmbare Einzelheiten verwertet werden können. Ebenso sind wohl auch die verborgenen Anteile der Reaktionsprozesse eines Kranken, nämlich seine stumme Regulation, um so besser zu erschließen und zu kennzeichnen, je mehr bedeutungsvolle Einzelheiten des sinnfälligen Anteils des gesamten Reaktionsgefüges verwertet werden. Es erhebt sich die Frage, welche sinnfälligen Einzelheiten hier bedeutungsvoll sind.

Nach den bisherigen Ausführungen hängt der therapeutische Erfolg einer Similebehandlung von einer möglichst vollkommen abgestimmten Nachahmung und Verstärkung der stummen Regulation des Blockes 1 ab. Diese Abstimmung wird aber dann am vollkommensten gelingen, wenn die verstärkenden Impulse die stumme Regulation auch in möglichst vielen individuell geprägten Einzelheiten treffen. Aufgrund der angenommenen ganzheitlichen Struktur der gesamten Notordnung stehen aber nicht nur die Prozesse der stummen Regulation und der Reaktionspathologie an sich in enger gegenseitiger Beziehung, auch die individuellen Elemente beider Bereiche entstehen und wirken wohl nicht unabhängig voneinander, sondern nehmen an der ganzheitlichen Verflechtung aller Elemente teil. Dies geht mit größter Wahrscheinlichkeit so weit, daß ein Arzneimittel, welches in einem konkreten Fall die Symptomatik der *Reaktionspathologie in ihrer individuellen Prägung* nachahmt, auch die gleichzeitige *stumme Regulation in ihrer individuellen Prägung* und dadurch mit größtmöglicher Vollkommenheit und Wirksamkeit nachahmt und verstärkt.

Der Grund für eine sorgfältig auf die individuellen Besonderheiten der Reaktionspathologie abgestimmten Arzneiwahl liegt also in der Absicht und Erwartung, mit dieser Arznei auch die individuellen Besonderheiten der unbekannten stummen Regulation zu treffen und zu stimulieren, um auf diese Weise die Wirksamkeit des homöopathischen Eingriffs zu verbessern. Diese Bedeutung der persönlichen Eigentümlichkeiten der Reaktionspathologie kann erfahrungsgemäß durch keine noch so große Quantität beliebiger Daten aufgewogen werden. Selbstverständlich darf andererseits auch die gesamte Pathologie des Falles nicht aus den Augen verloren werden.

Die homöopathische Analogisierung

Die homöopathische Medizin untersucht die Wirkungstendenzen der Arzneimittel für ihre Zwecke vor allem in *Arzneimittelprüfungen an beschwerdefreien Menschen*. Die Symptomatik der erzielten Wirkungsbilder kann von subjektiven Befindensveränderungen bis zu Vergiftungserscheinungen reichen. Diese *Wirkungsbilder* werden nach und nach durch Praxisbeobachtungen ergänzt, die weitere Symptome erkennen lassen und auch auf charakteristische Erkrankungsauslösungen hinweisen, nach welchen ein bestimmtes Arzneimittel besonders wirksam ist. Durch diese Daten der therapeutischen Erfahrung wird das Wirkungsbild der Arzneimittelprüfung und der Toxikologie zum sogenannten *Arzneimittelbild* im vollen Sinne dieses Begriffes erweitert. Die Ausarbeitung dieser Arzneimittelbilder erfolgt so detailliert wie möglich, damit sie nicht nur den groben Zügen der Erkrankungen, sondern auch den individuellen Besonderheiten der Krankheitsbilder gegenübergestellt werden können.

Die Arzneimittelbilder der Homöopathie können auch als *arzneilich auslösbare Notordnungen* angesehen werden, aus welchen im konkreten Behandlungsfall das Arzneimittel mit der ähnlichsten Notordnung gewählt wird. Eine experimentell ausgelöste Notordnung, die der beschwerdefreie Organismus in die Wege leitet, um der Wirkung des getesteten Stoffes zu begegnen, umfaßt ebenso wie die Notordnung eines Kranken außer einer sinnfälligen Reaktionssymptomatik im Sinne des Arzneimittelbildes auch Prozesse einer stummen Regulation. Dies geht daraus hervor, daß auch Intoxikationen ebenso wie Erkrankungen spontan abklingen können. Diese stummen Regulationsprozesse der arzneilich auslösbaren Notordnung sind es aber, von welchen bei einem homöopathischen Einsatz der Therapieerfolg in erster Linie zu erwarten ist.

In der Praxis beruht die homöopathische Analogisierung auf einem phänomenologischen Vergleich des Krankheitsbildes mit geeigneten Arzneimittelbildern. Der Vergleich erstreckt sich auf einen Ausschnitt aus dem detaillierten Symptomenmuster der Reaktionspathologie des Kranken und seiner begleitenden, zum Teil nicht krankhaften Reaktionsprozesse, sowie auf eventuell faßbare Erkrankungsauslösungen. Die Abgrenzung dieses Ausschnittes, welcher der Analogisierung als *Vergleichsbasis* dient, ist Gegenstand der homöopathischen Methodik. Das Arzneimittelbild, das im verglichenen Bereich die besten Übereinstimmungen mit den Daten des Kranken zeigt, verweist auf das homöopathisch indizierte Arzneimittel. Die Ähnlichkeit der sinnfälligen Symptomatik der Arzneiwirkung und der Erkankung schließt nach der hier vertretenen Auffassung auch die gesuchte *Ähnlichkeit der stummen Regulationsprozesse* der Arzneiwirkung und der unterstützungsbedürftigen Regulationsprozesse des Kranken mit ein.

Eine symptomatische Therapie?

Eine nicht selten vorgebrachte Kritik bemängelt, daß sich die Arzneiwahl der Homöopathie nur auf vordergründige Symptome stütze. Die homöopathische Analogisierung sei eine unreflektierte Symptomendeckung und die Wirkung einer derartig festgelegten Arznei könne bestenfalls nur symptomatisch und palliativ sein. Die Ursache und die Pathogenese der Erkrankung würden außer acht gelassen.

Das Denkmodell ist in der Lage, die erforderliche Klarheit anzubahnen und auf die kausalen und pathogenetischen Gedankengänge der Homöopathie hinzuweisen. Die homöopathische Arzneiwahl operiert zwar auf einer phänomenologischen Ebene und benützt die *beobachtete und erlebte Symptomatik* als ausschließliche Vergleichbasis zur Determination des analog wirkenden Arzneimittels. Sie sieht diese unmittelbar sich darbietende Symptomatik jedoch selbstverständlich als *Ausdruck der zugrunde liegenden Prozesse* und einer entsprechenden Pathogenese an. Analytisch gewonnene Erkenntnisse über diese Prozesse und ihre Pathogenese werden nicht ignoriert, ermöglichen aber nur selten eine Erweiterung oder Vertiefung der homöopathischen Methode. Die genügend detailliert erfaßte und geordnete Symptomatik reicht aus, um die zugrunde liegenden Prozesse, ihre formale Pathogenese und im Sinne der obigen Ausführungen auch die gleichzeitig in Gang befindlichen Regulationstendenzen zwar nicht direkt aber doch eindeutig zu kennzeichnen.

Die analoge Wirkung des homöopathisch gewählten Arzneimittels betrifft unter diesen Umständen *nicht nur die Symptomatik* des Kranken. Der Therapeut baut darauf, daß den Analogien in der Symptomatik des Arzneimittelbildes und des Krankheitsbildes *auch eine analoge formale Pathogenese*, bei der Isotherapie oder der Nosodentherapie sogar eine weitgehend analoge ätiologische Pathogenese zugrunde liegt. Nach dem Denkmodell baut er weiterhin darauf, daß das analog wirkende Arzneimittel *auch analoge Regulationstendenzen* besitzt. Unter diesen Gesichtspunkten ist eine homöopathische Behandlung trotz ihrer phänomenologischen Methodik *keine symptomatische Therapie* im abwertenden Sinne dieses Wortes.

Die phänomenologische Determination des Arzneimittels ist nicht nur kein Hinweis auf eine mangelhafte Gründlichkeit der homöopathischen Methode, sie erlaubt gelegentlich sogar eine als kausal wirksam zu bewertende Verbesserung der Selbstregulation in Situationen, in welchen der streng naturwissenschaftlich orientierte Therapeut noch keine kausalen Maßnahmen einleiten kann. Wenn nämlich die klinische Diagnose nicht oder noch nicht gestellt werden kann, vermag der homöopathische Arzt dennoch aufgrund der Symptomatik des Falles eine sogenannte *Arzneimitteldiagnose* zu stellen und das entsprechende Arzneimittel kurativ einzusetzen.

4. Die Wirksamkeit des Simile kann ungewöhnliche Ausmaße erreichen

Die Determination des indizierten Arzneimittels

Am Beispiel des behandlungsbedürftigen erkälteten Kindes zeigte das Muster der Reaktionssymptomatik die besondere Kombination von hohem Fieber, Durst, Trockenheit der Haut und ängstlicher Unruhe. Es handelt sich um ein kräftiges und in Zeiten der Gesundheit lebhaftes Kind. Die Erkrankung wurde durch kalten Wind ausgelöst.

Die Analogisierung dieses Krankheitsbildes ergab, daß das Arzneimittelbild von Aconitum napellus, des blauen Sturmhutes, den genannten Daten des Kindes im verglichenen Bereich am besten entsprach. Diese Droge bewirkte an beschwerdefreien Prüfern, wenn auch nicht meßbares Fieber, so doch eine vergleichbare stürmische arterielle Hyperämie, bei anderen Prüfern heiße, trockene Haut, bei wieder anderen Prüfern ängstliche Unruhe oder Durst [37]. Diese Daten wurden im Arzneimittelbild der Droge zusammengefaßt und durch die therapeutische Praxis als zusammengehörig erkannt. Außerdem ergab sich aus der Praxis, daß dieses Arzneimittel bei kräftigen, sonst lebhaften Kranken besonders gut anspricht, und daß vor allem auch Erkältungen nach der Einwirkung von kaltem Wind in den Wirkungsbereich dieses Mittels fallen. Damit zeigte nicht nur die besondere Zusammensetzung der Reaktionspathologie, sondern auch das Befinden in Zeiten der Gesundheit und sogar die besondere Erkrankungsauslösung eine gute Übereinstimmung mit den entsprechenden Daten des Arzneimittelbildes der Droge. Aconitum napellus war das Simile dieses Falles, von dem eine rasche kurative Wirkung zu erwarten war.

Die Wirkung der Arznei in der Prüfung

In Abb. 10 sind die Wirkwege und Wirkungen von Aconitum napellus im beschwerdefreien Organismus im Sinne des Regelkreismodells dargestellt. Dabei sind einzelne Reaktionssymptome, die in konkreten Arzneimittelprüfungen jeweils bei verschiedenen Prüfern auftraten, im Block 2 der Reaktionspathologie zusammengefaßt.

Bei diesen Menschen war die stumme Regulation des physiologischen Regelkreises offenbar ebenso wie bei einer Erkrankung nicht in der Lage, die Wirkungen der Störgröße, die durch Aconitum gegeben war, auszugleichen. Der überforderte physiologische Regelkreis ist in Abb. 10 ebenso wie in Abb. 6 wieder als innere Bahn angegeben und die Efferenz zum Zeichen ihrer Insuffizienz nicht bis zur Regelstrecke durchgezogen. Wie bei einer Erkrankung mußte eine übergeordnete Regeleinrichtung für übermäßige Belastung und ihre Notordnung in Kraft treten, um die Situation zu bewältigen. Im Zuge dieser Notordnung bildeten sich die erwähnten Reaktionssymptome aus.

Da die Symptome während der Arzneimittelprüfung meist trotz fortgesetzter Einnahme der Droge wieder abklangen, muß eine kompensierende Regulation in Gang gekommen sein, die nicht unmittelbar, sondern nur aus der Tatsache ihrer Wirksamkeit erkannt werden kann. Diese stumme Regulation ist wieder so wie im Modell der Erkrankung als Block 1 der Reaktionsprozesse eingetragen. Die weitere Bahn dieser Regulation ist bis zur Regelstrecke durchgezogen, um ihre Wirksamkeit an der Regelstrecke anzudeuten. Sie kompensierte im Verlauf der Prüfung die allerdings nicht in Erscheinung getretenen übermäßigen Abweichungen an der Regelstrecke, so daß der physiologische Regelkreis nach und nach wieder für sich allein ausreichte, um das Gleichgewicht an der Regelstrecke zu erhalten. Die Notordnung konnte abgebaut werden, und damit klangen auch die Reaktionssymptome ab.

Die Wirkung des Simile im Krankheitsfall

Die Abb. 11 zeigt die anzunehmende Wirkung des Simile auf den Krankheitsprozeß des Beispiels. Der physiologische Regelkreis, der in Abb. 6 und 10 als innere Bahn eingetragen ist, wird in Abb. 11 zur Vereinfachung der Darstellung wieder fortgelassen. Die Wirkflüsse der Erkrankung und der Arznei sind gesondert und parallel nebeneinander abgebildet, teils zur besseren Übersicht, teils aber auch deshalb, weil es sich nicht immer um identische Bahnen handeln dürfte. Die inneren Bahnen betreffen die Erkrankung, die äußeren Bahnen beziehen sich auf die Arzneiwirkung.

Es ist zu postulieren, daß eine Zubereitung aus Aconitum napellus an der Regelstrecke Veränderungen setzt, die den Auswirkungen des kalten Windes bei der speziellen Regiabilität eines Organismus vom Typ des erkrankten Kindes qualitativ vergleichbar sind, denn beide Störgrößen führen zu ähnlichen Reaktionssymptomen, wie dies in Abb. 6 und 10 zum Ausdruck kommt. Weiterhin ist zu postulieren, daß beide Wirkflüsse nahezu dieselben Elemente der Regeleinrichtung ansprechen, denn nur dann können die Reaktionssymptome in der genannten Ähnlichkeit in Erscheinung treten.

Während der therapeutischen Einwirkung von Aconitum überlagern sich nun die beiden ähnlichen Wirkflüsse der Erkrankung und der Arznei. Die Abb. 6 und die Abb. 10 ergänzen sich zur Abb. 11. Die analog wir-

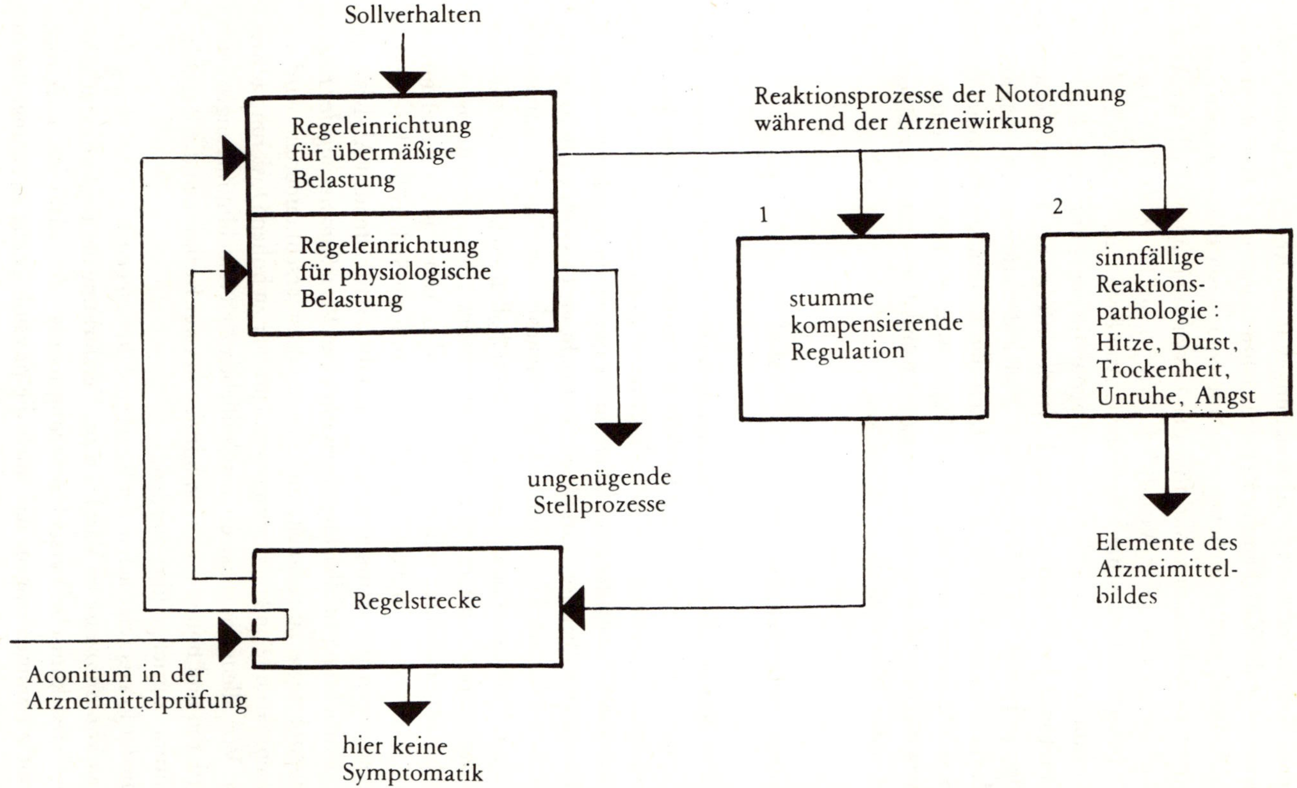

Abb. 10: Die Wirkung von Aconitum napellus während der Arzneimittelprüfung

kende Arznei verstärkt die Abweichungen an der Regelstrecke und in weiterer Folge die Tätigkeit der Regeleinrichtung und die Reaktionsprozesse der Blöcke 1 und 2. Im Schema nimmt jeder dieser Blöcke an seinem Eingang jeweils links den Wirkfluß der Erkrankung und jeweils rechts den nun hinzukommenden Wirkfluß der Arznei auf. Die Abb. 11 bringt damit die bereits mehrfach hervorgehobene Annahme zum Ausdruck, daß die Wirkung der Arznei, die aufgrund der ähnlichen sinnfälligen Reaktionssymptome des Blockes 2 gewählt wurde, infolge der ganzheitlichen Bezüge zwischen den Blöcken 1 und 2 auch der stummen Regulation des Blockes 1 entspricht. Die im Bereich der Reaktionspathologie ähnlich wirkende Arznei ist daher in der Lage, auch die insuffizienten Regulationsprozesse des Kranken nachzuahmen und diese somit bis zur normalisierenden Wirksamkeit zu verstärken.

Die quantitativen Aspekte

Das homöopathisch gewählte Simile bildet unter den angenommenen Voraussetzungen sowohl die Reaktionspathologie des Blockes 2 als auch die Regulationsprozesse des Blockes 1 nach. Es ist aber nur eine *unterstützende Verstärkung der Regulation*, nicht aber eine verschlimmernde Verstärkung der Reaktionspathologie beabsichtigt. Deshalb wird die sprichwörtlich minimale Dosierung der homöopathischen Therapie notwendig. Die geringe Dosierung bringt es aber mit sich, daß auch die Unterstützung der Regulation zunächst nur gering sein kann. Unter der Voraussetzung der bereits erwähnten selbsttätig anhaltenden Aktivität der Regeleinrichtung ist aber nach und nach eine Verstärkung der Stellgrößen bis zur therapeutischen Wirksamkeit möglich. Bei dieser anhaltenden Aktivität der Regleinrichtung ist allerdings auch mit einer *Verschlimmerung der Reaktionspathologie* zu rechnen, und manche Erstverschlimmerung wird aus diesem Grunde und nicht immer infolge einer zu hohen Dosierung auftreten. Vor allem die sonst unverständlichen Erstverschlimmerungen nach mittleren und hohen Potenzen können nur auf Reaktionen der Regeleinrichtung zurückgeführt werden.

In der Praxis zeigt sich in der Regel ein *Überwiegen der Verstärkung der Regulationsprozesse* im Vergleich zur Verstärkung der Reaktionspathologie, deren klinische Verschlimmerung häufig ganz ausbleibt. Dies mag damit zusammenhängen, daß auch die physiologische Regelung, die in

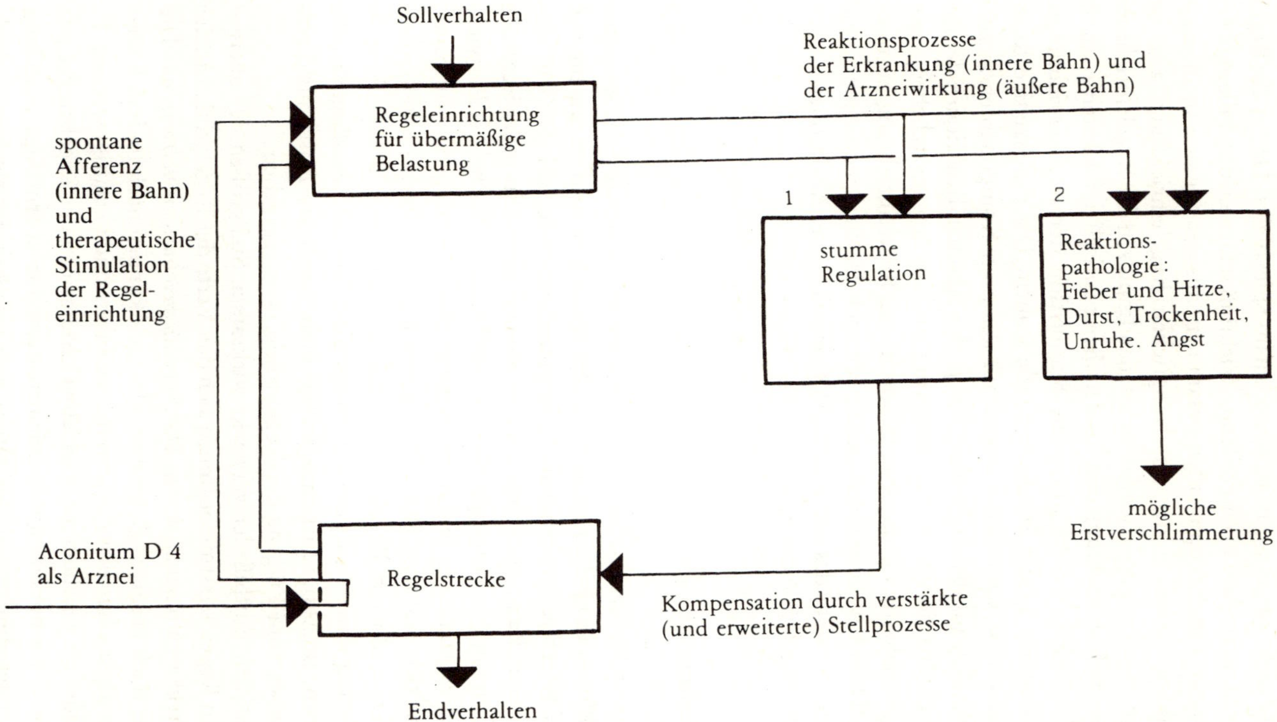

Abb. 11: Die „Nachahmung" der Erkrankung (innere Bahnen, vgl. Abb. 6) durch den Schwellenreiz der konsensuell wirkenden Arznei (äußere Bahnen, vgl. Abb. 10)

Abb. 11 nicht eingetragen ist, weiterhin im Spiel bleibt. Der an der Regelstrecke kompensierend eingreifende Wirkfluß setzt sich unter diesen Umständen aus drei Komponenten zusammen; aus den für sich allein unzureichenden Impulsen der physiologischen Regeleinrichtung, aus den ebenfalls noch unzureichenden spontanen Impulsen der Regeleinrichtung für übermäßige Belastung und aus den therapeutisch induzierten zusätzlichen Impulsen, welche durch die Stimulation der Regeleinrichtungen wahrscheinlich beider Stufen zustande kamen. Die gleichzeitige Reaktionspathologie setzt sich dagegen nur aus zwei Komponenten zusammen, nämlich aus den ursprünglichen pathologischen Reaktionen der Regeleinrichtung für übermäßige Belastung und aus den zusätzlichen Reaktionen, welche durch die Stimulation dieser Regeleinrichtung zustande kamen. Dadurch entsteht wahrscheinlich nach der therapeutischen Stimulation des Systems das vorteilhafte Mißverhältnis der Reaktionen zugunsten der Regulationsprozesse.

Der Heilungsprozeß

Die Abb. 12 veranschaulicht die nunmehr anzunehmende entscheidende Phase des Heilungsprozesses. Der anfänglich insuffiziente physiologische Regelkreis, der in Abb. 11 weggelassen wurde, ist in Abb. 12 wieder als innere Bahn eingetragen, da die physiologische Stufe der Regelung jetzt wieder in den Vordergrund tritt. Der Vorgang, der bei der Entwicklung der Erkrankung die übergeordnete Stufe der Regelung aufbaute, vollzieht sich nun rückläufig. Die therapeutisch verstärkten Stellgrößen der übergeordneten Regelung wurden wirksam. Ihr Wirkfluß ist in Abb. 11 als gewinkelte Linie vom Ausgang des Blockes 1 zur Regelstrecke ersichtlich. In Abb. 12 ist dagegen nur mehr der letzte Abschnitt dieses Wirkflusses zum Eingang der Regelstrecke wiedergegeben.

Unter dem Einfluß der verstärkt wirksamen Stellgrößen der übergeordneten Regelungsstufe beginnen sich die Werte der Regelgrößen an der Regelstrecke zu normalisieren. *Die Regelabweichungen nehmen ab*. Die jetzt nur noch geringen Regelabweichungen können nach und nach wieder *vom physiologischen Regelkreis verarbeitet* und bewältigt werden. In dem Maße, im welchem die Regelabweichungen an der Regelstrecke zurückgehen, vermindert die Regeleinrichtung für übermäßige Belastung aufgrund der abnehmenden Afferenz ihre Tätigkeit, bis sie diese schließ-

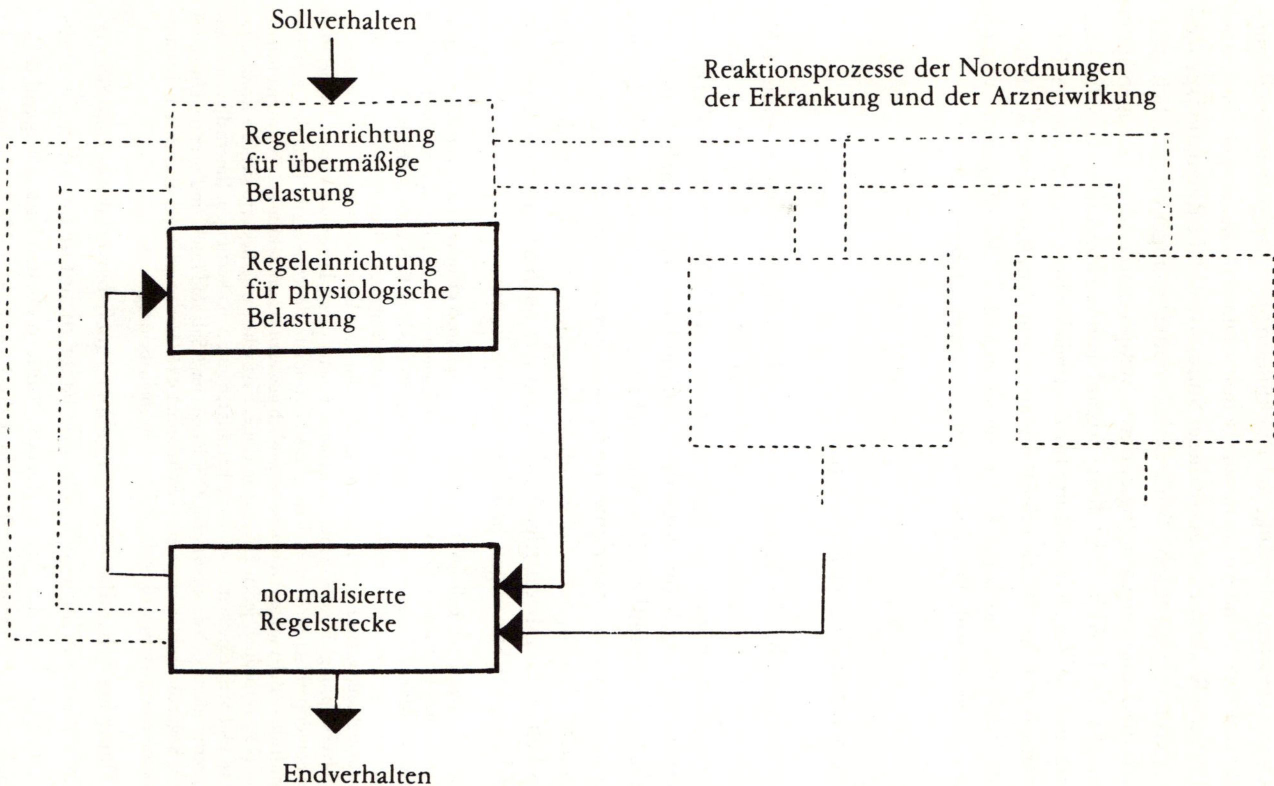

Abb. 12: Endphase des Behandlungsverlaufes
Der Regelkreis für physiologische Belastung übernimmt die Regelung
Die Notordnungen werden abgebaut

lich ganz einstellt. Im Zuge der Rückbildung der übergeordneten Regulationsstufe vermindern sich, wie schon mehrmals hervorgehoben, auch sämtliche Reaktionsprozesse dieser Stufe, sowohl die Regulationsprozesse, deren therapeutische Wirksamkeit immer weniger erforderlich ist als auch die Reaktionspathologie, deren Symptomatik nun sozusagen spontan erlischt. In Abb. 12 ist dieser Ablauf dadurch abgebildet, daß die Afferenz und die Regeleinrichtung für übermäßige Belastung sowie deren Efferenzen mit dem Block 1 der Regulation und dem Block 2 der Reaktionspathologie nur noch punktiert angedeutet sind. Der Organismus stellte diese Bahnen still. Die Erkrankung ist abgeklungen.

Unerwartete Breitenwirkungen

Homöopathische Ärzte, welche die Methode der Analogisierung in besonderem Maße beherrschen, berichten häufig von Fällen, bei welchen die breite Wirksamkeit der homöopathisch gewählten Arznei überrascht. Unter den Gesichtspunkten des Denkmodells werden auch diese Beobachtungen begreiflich. Zur Veranschaulichung des Sachverhalts können die oben erwähnten Berichte von *Berndt* über Behandlungen von Enuresis nocturna dienen, bei welchen durch das treffend gewählte Simile nicht nur das behandlungsbedürftige Leiden, sondern auch das gesamte Muster der begleitenden Störungen behoben werden konnte.

In einem weiteren Fall aus diesen Berichten, der noch nicht erwähnt wurde, behandelte *Berndt* einen 8jährigen Jungen wegen Schulschwierigkeiten. Er litt an einer hochgradigen Konzentrationsunfähigkeit und konnte sich nichts merken. Er war dunkelhaarig, blaß, nervös, zappelig, bis zu Wutanfällen reizbar und weitsichtig mit Brillenzwang. Er naschte Salz und aß auffällig gerne Fisch. Es bestand großer Durst auf kaltes Wasser und eine hartnäckige Stuhlverstopfung. Wieder diente das gesamte Muster dieser Daten zur Vergleichsoperation der homöopathischen Analogisierung, die Natrium muriaticum ergab. Nachdem verschiedene frühere Behandlungsversuche vergeblich gewesen waren, wurde nun Natrium muriaticum D30 verordnet, jeden 2. Tag eine Gabe. Fast schlagartig besserte sich die Konzentrations- und Merkfähigkeit. Die Lehrer bestätigten gute Schulleistungen. Innerhalb von 2 Jahren verminderte sich das übermäßige Verlangen nach Salz und Fisch, und auch der Durst ließ nach. Sogar die Stuhlverstopfung verschwand. Das Wesen wurde ausgeglichener und besonders interessant war, daß er die Brille nicht mehr benötigte.

Derartige Behandlungserfolge gelingen auch dem erfahrenen homöopathischen Arzt nicht jede Woche. Sie setzen nicht nur Einfühlungsvermögen und Gechick des Arztes voraus, sondern ebenso eine genügend differenzierte Ausprägung des Befindens des Kranken und hinsichtlich subjektiver Symptome auch die Fähigkeit des Kranken, seine Empfingungen in verwertbarer Form mitzuteilen. Eine weitere Voraussetzung ist schließlich, daß es in der homöopathischen Materia medica überhaupt eine Arznei gibt, deren Arzneimittelbild dem Befinden des Kranken so vollkommen entspricht, wie es in den genannten Beispielen der Fall war. Patient und Arzt sind aber auch dann zufrieden, wenn das behandlungsbedürftige Leiden für sich allein behoben ist. Wenn die Beispiele auch nicht die größtenteils erzielbaren Ergebnisse der homöopathischen Praxis beschreiben, so zeigen sie doch, bis zu welchem Ausmaß Behandlungserfolge möglich sind, wenn die Analogisierung nicht nur ein Simile, sondern ein Simillimum erkennen läßt.

Das Denkmodell kann zum Verständnis dieser oft unglaublich erscheinenden Breitenwirkung der homöopathisch gewählten Arznei beitragen. Wenn die Erscheinungen des Krankheitsbildes nicht nur im behandlungsbedürftigen Bereich, sondern auch in bezug auf begleitende pathologische Daten mit den verglichenen Daten eines Arzneimittelbildes gut übereinstimmen, so ist damit zu rechnen, daß die regulativen Tendenzen des entsprechenden Arzneimittels auch die insuffizienten Regulationsprozesse verstärken, welche die begleitenden pathologischen Erscheinungen betreffen. Auf diese Weise kann auch die begleitende Reaktionspathologie des Kranken auf dieselbe Weise wie das hauptsächlich behandlungsbedürftige Leiden gebessert oder behoben werden.

Die homöopathisch induzierte Normalisierung kann sich bei treffender Arzneiwahl in geeigneten Fällen in so verschiedenen Funktionsbereichen des Kranken gleichzeitig oder nacheinander einstellen, daß auch ein erwartungsvoller Therapeut mitunter überrascht ist. So hatte *Berndt* im wiedergegebenen Natrium muriaticum-Fall nicht erwartet, daß der Junge im Zuge der Behandlung sogar die langjährig benötigte Brille ablegen konnte. So erweitert sich eine homöopathische Behandlung nicht selten zu einer arzneilichen *Konstitutionstherapie*. Die breite Vergleichsbasis der Analogisierung macht die breite Wirksamkeit des Simile begreiflich.

Die beschriebene breite Wirksamkeit des Simile beruht auf der bekannten Tatsache, daß fast jedes Pharmakon mehrere Funktionen des Organismus zu beeinflussen vermag. Dieser Sachverhalt kann einerseits *bei einer homöopathischen Behandlung die Vorteile der Breitenwirkung* ermöglichen, derselbe Sachverhalt kann andererseits *bei einer antagonistischen Behandlung das Risiko unerwünschter Nebenwirkungen* mit sich bringen. Das Beispiel eines Falles von Zerebralsklerose einer alten Patientin mit psychomotorischer Unruhe, körperlicher Schwäche und quälendem Durst möge diese Verhältnisse veranschaulichen [38].

Eine etwa 70jährige Frau, die an Zerebralsklerose litt, wurde seit einiger Zeit jede Nacht von einer ängstlichen Unruhe befallen. Sie stieg aus dem Bett, verließ das Zimmer und lief Gefahr, über eine Treppe hinunterzustürzen. Dabei war sie tagsüber so schwach, daß sie nur mit Mühe auf den Leibstuhl gehoben werden konnte. Außerdem bestand ein anhaltender Durst, so daß man häufig einen Teelöffel Wasser reichen mußte. Fürs erste wurde ein Sedativum gegen die gefährliche nächtliche Unruhe verabfolgt. Diese antagonistische Behandlung der nächtlichen Unruhe führte zwar zu einem ruhigen Schlaf, verschlimmerte aber tagsüber die Schwäche so sehr, daß die Frau nun Urin und Stuhl unter sich zu lassen begann. Der Durst blieb unbeeinflußt. Homöopathisch entsprach dem Datenmuster, bestehend aus ängstlicher nächtlicher Unruhe, Schwäche und Durst auf kleine Mengen Wasser bei destruktiven Prozessen eines alten Menschen als analog wirkendes Mittel Arsenicum album. Tägliche Gaben von Arsenicum album D 12 behoben innerhalb einer Woche sowohl die nächtliche Unruhe als auch die Schwäche bei Tage und beruhigten überdies den quälenden Durst. In Abb. 13 sind die beiden Behandlungsergebnisse gegenübergestellt.

Ergebnisse der antagonistischen Behandlung durch ein Sedativum

+	—	—	—
Unruhe behoben	Schwäche verschlimmert	Durst unbeeinflußt	Inkontinenz hervorgerufen

Ergebnisse der homöopathischen Behandlung mit Arsenicum album

+	+	+
Unruhe behoben	Schwäche behoben	Durst behoben

Abb. 13: Übersicht über die Behandlungsergebnisse bei einem im Text beschriebenen Krankheitsfall

Durch die *antagonistische Behandlung* mit einem Sedativum wurde in diesem Falle in bezug auf die Unruhe *eine Störung behoben*, im übrigen waren aber gleichzeitig alle drei Möglichkeiten unbefriedigender Ergebnisse antagonistischer Behandlungen zu beobachten. In bezug auf die Schwäche wurde durch das Sedativum *eine Störung verschlimmert*, in bezug auf den Durst blieb *eine Störung unbeeinflußt* und in bezug auf die

Ausscheidungen von Urin und Stuhl wurde sogar *eine Störung hervorgerufen*. Durch die *homöopathische Behandlung* mit Arsenicum album wurden dagegen *alle Störungen behoben* und keine neuen Störungen gesetzt. Arsenicum album besitzt zwar organotrope Beziehungen zum Darm, rief aber in der gewählten Dosierung keine Darmstörungen hervor.

Das Heringsche Phänomen

In der ersten Hälfte des vorigen Jahrhunderts formulierte der nach Amerika ausgewanderte homöopathische Arzt und Forscher *Constantin Hering* eine Regel, die sich auf die Reihenfolge bezieht, in welcher die Symptome eines Kranken während einer echten Heilung abklingen. Nach dieser Regel erlöschen die Symptome während einer echten Heilung entweder fortschreitend von oben nach unten oder von innen nach außen oder in der umgekehrten Reihenfolge ihres Auftretens [39]. Derartige Heilungsverläufe lassen sich tatsächlich nicht allzu selten beobachten. Das *Abklingen von Krankheitsprozessen in der umgekehrten Reihenfolge ihres Auftretens* wird durch das große Regelkreismodell erläutert, so daß es angebracht ist, diese Art des Heilungsverlaufes hier durch Beispiele zu belegen und zu erörtern.

Das erste Beispiel betrifft einen Fall von Enuresis nocturna, von dem bereits zu Beginn dieses Abschnittes kurz die Rede war. Es handelt sich um die 30jährige Frau, die alle Lebenslust verloren hatte, ihre Kinder zu vernachlässigen begann und in dieser Situation an einer Enuresis nocturna erkrankte. Die Kette der Beschwerden begann bei dieser Frau aber schon viele Jahre vorher mit einer Migräne, die nach einem seelischen Schock aufgetreten war, immer während der Periode einsetzte und die Frau jedesmal zwang, drei Tage im verdunkelten Zimmer zu liegen. Nach der Periode bestand ein starker wundmachender Ausfluß. Im Laufe der Zeit beobachtete die Frau immer öfter einen dunklen Urin, der scharf roch und ebenfalls wundmachend war. Schließlich entwickelte sich die erwähnte Depression und zuletzt trat die Enuresis auf, die der Frau behandlungsbedürftig erschien. Alle diese Daten, von der Migräne zur Zeit der Periode angefangen bis zur Enuresis, konnten für die homöopathischen Vergleichsoperationen herangezogen werden und ergaben Sepia als das Mittel mit den analogen Daten im Arzneimittelbild. Tägliche Gaben von Sepia D 12 beherrschten daraufhin zuerst die Enuresis. Alsbald verrichtete die Frau auch ihre Hausarbeiten wieder ohne Schwierigkeiten. Nach einiger Zeit wurde der Urin unauffällig und der Ausfluß war nicht mehr nennenswert. Vier Monate nach Beginn der Behandlung erlosch auch die Migräne. *Berndt* beendete den Bericht mit dem Hinweis, daß die Beschwerden „wie bei einem zurückgespulten Filmstreifen“ verschwanden.

Es müssen nicht immer aktuelle Beschwerden sein, es kann sich auch um längst abgeklungene und schon fast vergessene Leiden handeln, die im

Zuge einer homöopathischen Behandlung in der umgekehrten Reihenfolge ihres seinerzeitigen Auftretens kurzfristig wieder erscheinen, um nun voraussichtlich endgültig zur Ruhe zu kommen. Der homöopathische Arzt *G. Resch*, der sich mit diesem Problem beschäftigte, berichtete über einschlägige Fälle [40].

Ein Student war wegen katarrhalischer Beschwerden der oberen Luftwege erschienen. An früheren Erkrankungen erwähnte er nur einen unspezifischen Ausfluß aus der Harnröhre. Es wurde Nux vomica verordnet und auf eine mögliche Erstverschlimmerung aufmerksam gemacht. Nach 6 Wochen erschien der Student zur zweiten Beratung und erklärte, eine Erstverschlimmerung sei nicht aufgetreten, dafür habe er aber etwas sehr Sonderbares erlebt. Sämtliche Beschwerden der letzten 10 Jahre, an die er gar nicht mehr gedacht habe, seien wieder aufgetreten, und es falle ihm besonders auf, daß dies in der umgekehrten Reihenfolge des seinerzeitigen Erscheinens erfolgte. Drei Tage lang habe er wieder schmerzhafte Hämorrhoiden verspürt, die ihm bereits aus dem Gedächtnis entschwunden waren. Dann sei eine Zahnfleischblutung wieder aufgetreten, weiterhin eine kaum noch erinnerliche Gedächtnisstörung und schließlich noch Schmerzen an der Stelle einer einstigen Bänderzerrung, an die er sich ebenfalls erst bei dieser Gelegenheit wieder erinnert habe.

Ein anderer Fall bezieht sich auf die Migräne der etwa 60jährigen Frau eines Arztes. Das Leiden bestand seit ihrer Mädchenzeit, hatte im Laufe der Jahrzehnte zugenommen und trotzte jeder Behandlung. In letzter Zeit waren die Anfälle von ungewöhnlicher Heftigkeit und Dauer. Nach einer Hochpotenz von Nux vomica verfiel die Frau unter Krämpfen in einen Zustand von Bewußtlosigkeit, aus dem sie nicht zu erwecken war. In dieser bedrohlich erscheinenden Situation begann sie erst unverständlich, dann aber deutlich von vergangenen Ereignissen zu sprechen. Zuerst erwähnte sie die nicht gelungene Mahlzeit vom Vortag, an dem Gäste zugegen waren. Dann klagte sie über die mangelhafte Reinigung der Stiege in der Vorwoche. Nachdem noch eine Reihe anderer, weiter zurückliegender Ereignisse vorgebracht waren, sprach sie zuletzt in erregtem Ton von einer zerbrochenen Puppe. Mit kindlich anmutender Stimme beteuerte sie, die Puppe nicht zerbrochen zu haben. Wie nachträglich festgestellt werden konnte, bezog sich diese Äußerung auf ein Ereignis in ihrem dritten oder vierten Lebensjahr, an das sie sich noch gut erinnerte. Nach diesen Begebenheiten erwachte die Frau fast beschwerdefrei aus ihrer Bewußtlosigkeit und schlief bald darauf ruhig ein. Später ereigneten sich noch einige kurze Migräneanfälle von geringer Stärke. Dann war das Leiden behoben.

Das Denkmodell der Stufenfunktionen, das oben zur Beschreibung der Krankheitsentstehung diente, wirft auch ein Licht auf diese doch sehr merkwürdigen Beobachtungen. Wie dort erwähnt, sind mehrere Stufen der Regulation denkbar, die aufeinander folgen, solange die jeweils vorangegangene Stufe keine befriedigende Anpassung an die vorhandene Belastung erzielen konnte. *Jede neue Stufe der Regulation bildet eine neue Notordnung mit einer neuen Reaktionssymptomatik aus* oder erweitert die bisherigen Reaktionsprozesse. Die neue Reaktionssymptomatik einer derartigen neuen Stufe der Regulation wird allzu leicht als Ausdruck einer neuen unabhängigen Erkrankung angesehen. Die Symptomatik der jeweils vorher führenden Notordnung kann inzwischen abgeklungen sein oder auch mehr oder weniger weiterbestehen. Die homöopathischen Vergleichsoperationen orientieren sich zumindest auch an den Symptomen der zuletzt aufgetretenen Notordnung, und das auf diese Weise determinierte Arzneimittel wird in erster Linie diese letzte Notordnung nachahmen, ihre Regulation unterstützen und ihre Symptomatik schließlich in der auf S. 80 geschilderten Weise auflösen. *Die Prozesse der letzten Notordnung erlöschen zuerst.* Nun tritt schematisch gesehen die als vorletzte aufgebaute Notordnung wieder in den Vordergrund und falls ihre Symptomatik unterdrückt war, kann sie unter diesen Umständen wieder erscheinen. Nötigenfalls ist der Krankheitsfall nun neu zu analogisieren und das Folgemittel aufgrund des nunmehr vorliegenden Symptomenmusters zu wählen. In den vorgelegten Beispielen war dies jedoch nicht erforderlich. Vor allem im Sepia-Fall des ersten Beispiels war das Medikament allen Phasen der Erkrankung so gut angepaßt, daß es eine Notordnung nach der anderen abzubauen vermochte, bis die volle Beschwerdefreiheit wiederhergestellt war. Das Denkmodell der aufeinanderfolgenden und sich sozusagen überlagernden Stufen der Regulation macht es einseitig, daß der Abbau der Symptomatik in der umgekehrten Reihenfolge ihres Auftretens erfolgt, wie es die *Hering*sche Regel beschreibt.

III. Homöopathische Informatik

1. Die Hochpotenzen werfen die schwierigsten Fragen auf

Die therapeutische Erfahrung

Zwei Beispiele mögen einleitend auf die Art der Behandlungserfolge hinweisen, die auch kritische Beobachter auf die Wirksamkeit von sogenannten Hochpotenzen zurückführen. Sie sprechen für eine *Überlegenheit hoher Potenzen* in geeigneten Fällen bei gut getroffener Arzneiwahl und rechtfertigen es, die Wirkungsmöglichkeiten dieser Zubereitungen zu untersuchen. Die Herstellungsverfahren und Bezeichnungen der wichtigsten Hochpotenzen werden im nächsten Kapitel erörtert. Die Beispiele entstammen nochmals den Berichten, welche *Berndt* aus seiner Praxis veröffentlichte [41].

Der erste Fall betrifft eine Hyperemesis gravidarum. Die 27jährige Frau erwartete ihr zweites Kind. Die erste Schwangerschaft vor drei Jahren war grauenvoll verlaufen. Ein toxisches Schwangerschaftserbrechen hatte einen 10wöchigen Klinikaufenthalt erfordert. Nach der Entlassung war sie aber keineswegs geheilt. Das Erbrechen, das noch bis zur Entbindung anhielt, hatte jedoch erträgliche Formen angenommen. Als nun die zweite Schwangerschaft begann, stellten sich dieselben Beschwerden erneut ein. Es war Sommer und die Frau war in glühender Sommerhitze im eigenen Garten und in einer fremden Landwirtschaft tätig. Sie war jetzt nicht nur von pausenlosem Erbrechen geplagt, sie konnte plötzlich die Sonne nicht mehr ertragen. Sie trug früher am Hals eng anschließende Kleidung. Jetzt mußte sie am Hals offene Kleidung tragen. Ihrem Wesen nach war sie wortkarg und still. Jetzt sprudelte ein Redestrom hervor, so daß kaum eine ausreichende Anamnese erhoben werden konnte. Dies war aber auch kaum mehr nötig, denn eine Hyperemesis gravidarum mit so ausgesprochener und gleichzeitig aufgetretener Überempfindlichkeit gegen Sonne, Beengungsgefühl am Hals und Gesprächigkeit zeigte ein Verhaltensmuster, das homöopathisch nur dem Arzneimittelbild von Lachesis entspricht. Lachesis muta, der Buschmeister, ist eine gefürchtete brasilianische Schlange, deren Gift in der homöopathischen Medizin eine große Rolle spielt. *Berndt* verabreichte der Frau eine Gabe Lachesis D 12. Dies kostete ihn, wie er schrieb, die ganze Nachtruhe. Zu dem pausenlosen Erbrechen kam ein Erstickungsgefühl mit großer Angst, Herzjagen und Schweißausbrüchen. Dies dauerte stundenlang. *Berndt* dachte an eine Erstverschlimmerung und traf nur physikalische Maßnahmen. Gegen Morgen schlief die Frau ein. Das Erbrechen wiederholte sich aber nach dieser Nacht nicht ein einziges Mal mehr. Die Frau konnte bald wieder in der Sonne arbeiten und vertrug ihre gewohnte halsenge Kleidung. Der weitere Verlauf der Schwangerschaft war komplikationslos, und es kam zu einer normalen Entbindung. Nach einem Jahr folgte die dritte Schwangerschaft. Wieder zeigten sich dieselben dramatischen Erscheinungen wie bei der ersten und zweiten Gravidität. Diesmal versuchte es *Berndt* mit einer Hochpotenz und verabreichte eine Gabe Lachesis D30. Noch während seiner Anwesenheit schlief die Frau ruhig ein. Vom nächsten Tag an verlief alles, als wäre nichts gewesen, bis zum Ende der Schwangerschaft. Dies war mein erster Hochpotenzfall, fügte *Berndt* diesem Bericht hinzu. Der Fall zeigt nicht nur das bemerkenswerte Ergebnis einer Hochpotenzbehandlung, er belegt außerdem die Erfahrung, daß auch eine 12. Dezimalpotenz noch eine Erstverschlimmerung hervorrufen kann, obwohl hier von einem zu stark dosierten Reiz nicht mehr die Rede sein kann.

Der zweite Fall schließt sich an die bereits geschilderten Beispiele von Enuresis nocturna an und betrifft eine weitere Sepia-Enuresis. Die 28jährige unverheiratete Sekretärin litt seit ihrer Kindheit an einer Hyperkeratose. Die Menarche erfolgte bereits im 10. Lebensjahr, die Blutungen waren äußerst stark, wiederholten sich alle drei Wochen und dauerten jeweils neun Tage. In den kurzen Intervallen trat ein profuser wundmachender Fluor auf. Seit 10 Jahren bestand ein rezidivierender Herpes circinatus. Nach und nach verlor die Patientin ihre Entschlußkraft, hatte an nichts mehr Freude und war zeitweise ganz leistungsunfähig. Nun löste ein plötzlich aufgetretenes Bettnässen im ersten Schlaf ihre verständliche Verzweiflung aus. Dieses Verhaltensmuster stimmt zwar mit dem Verhaltensmuster der im vorigen Abschnitt beschriebenen Sepia-Enuresis nicht vollkommen überein. Beide Krankheitsbilder lassen sich aber zwanglos dem Arzneimittelbild von Sepia zuordnen, und zwar nur diesem. Die zunächst verordnete Potenz Sepia D 12 blieb ergebnislos. Die daraufhin eingesetzte Hochpotenz Sepia D 30 führte dagegen sofort zum Erfolg. Das Bettnässen erlosch nach der ersten Gabe. Die nächste Periode erschien nach vier Wochen und dauerte fünf Tage. Von da an blieben Stärke und Rhythmus der Blutungen in durchschnittlichen Grenzen. Im Intervall kam es nur mehr zu einem mäßigen Fluor ohne Wundheit der Schleimhäute. Entschlußkraft und Freude am Dasein steigerten sich wieder. Depressive Phasen waren kaum noch spürbar und mit dem Willen leicht zu überwinden. Innerhalb von acht Wochen heilte der Herpes circinnatus ab, ohne eine Spur zu hinterlassen. Etwa zwei Jahre nach dem Beginn der Behandlung mit Sepia D 3o war sogar die Hyperkeratose kaum noch sichtbar. Dann verheiratete sich die Patientin, und ihre Tochter war ihr Ebenbild. Die Schwangerschaft war unauffällig gewesen, aber das Kind zeigte die Hyperkeratose der Mutter, hatte einen wundmachenden Urin und war obstipiert. Von den ersten Lebenswochen an erhielt das Kind daher ebenfalls Sepia, und zwar in den noch zu definierenden LM-Hochpotenzen zwischen LM 6 und LM 30. Vom dritten Lebensjahr an war das Mädchen daraufhin ohne chronische Krankheitszeichen. Die Kinderkrankheiten verliefen ohne Besonderheiten. Die Nachbeobachtung betrug zehn Jahre. Im Gegensatz zu den im vorigen Abschnitt erwähnten Enuresis-Fällen erwies sich hier die Hochpotenz als überlegen. Während es sich dort um eher episodische Erkrankungen handelte, stand hier eine konstitutionelle Grundlage im Vordergrund, und es ist *Berndt* zuzustimmen, wenn er Zusammenhänge zwischen diesem Sachverhalt und der Wirksamkeit einer hohen Potenz erwägt.

Der intraindividuelle therapeutische Vergleich

Ein erläuterndes Denkmodell ist nur sinnvoll, wenn die Beobachtungen, die interpretiert werden sollen, gesichert sind. Deshalb ist hier auch auf die diesbezüglichen Methoden und Untersuchungsergebnisse einzugehen. Zur Sicherung vermuteter Arzneiwirkungen dienen statistische Bearbeitungen. In der homöopathischen Medizin liegen aber besondere Verhältnisse vor.

Einfache und stets mehr oder weniger *gleichförmig verlaufende Erkrankungen* lassen eine statistische Bearbeitung der homöopathischen Behandlungsergebnisse ohne weiteres zu. Wenn die Begleiterscheinungen der Erkrankung und die individuellen Verhaltensweisen des Kranken nicht oder nicht unbedingt zu berücksichtigen sind, kann man alle Fälle in vergleichbarer Weise mit demselben Arzneimittel und meist sogar mit derselben Potenz dieses Arzneimittels behandeln. Unter diesen Voraussetzungen führte *P. Mössinger,* zum Teil in Doppelblindversuchen, den statistischen Nachweis der Wirksamkeit für Phytolacca D2 bei akuter Pharyngitis, für Apis D 3 bei Schleimbeutelhygrom, für Silicea D 4 beim Ganglion, für Hepar sulfuris D 4 bei Eiterungsprozessen der Haut, für Mercurius sublimatus D 3 bei Colitis ulcerosa sowie für einige weitere Indikationen [42]. Auf dem Gebiet der Veterinärmedizin trat *H. Wolter* mit einem statistischen Nachweis der Wirksamkeit für Flor de Piedra D 3 bei Azetonämie der Rinder hervor [43].

Schwieriger liegen die Verhältnisse, wenn eine nosologisch definierte Krankheit *verschiedene individuelle Ausprägungen* aufweisen kann. Die verschiedenen Erscheinungsformen der Erkrankung entsprechen dann verschiedenen Arzneimittelbildern und fordern eine differenzierte Arzneiwahl, wie dies am Beginn des II. Abschnitts für die Enuresis nocturna dargestellt wurde. *Mössinger* konnte jedoch zeigen, daß auch in derartigen Fällen eine statistische Bearbeitung möglich ist. Er untersuchte die Wirksamkeit von Asa foetida, einer persischen Umbillifere, auf das Colon irritabile. Die Prüfung wurde als Doppelblindversuch durchgeführt und erfaßte 85 Fälle, aber nur solche, bei welchen sich das vorliegende Krankheitsbild des Colon irritabile dem Arzneimittelbild von Asa foetida zuordnen ließ. Andere Fälle von Colon irritabile, die anderen Arzneimittelbildern entsprachen, blieben unberücksichtigt. Unter Plazebo kam es zu 18 Erfolgen und 25 Mißerfolgen. Unter Asa foetida D3 traten 32 Erfolge und 10 Mißerfolge auf. Nach dem Mantel-Haenszell-Test ist dieses Ergebnis mit einer Wahrscheinlichkeit von 98% bis 99,9% auf die Wirksamkeit von Asa foetida zurückzuführen [44, 45].

Behandlungserfolge der eingangs geschilderten Art, bei welchen sich die Arzneiwahl auf *selten vorkommende Datenkombinationen* stützt, sind einer statistischen Sicherung aus methodischen Gründen nicht zugänglich. Vergleichbare Fälle, welche in allen homöopathisch wesentlichen Details genügende Übereinstimmung zeigen, kommen so selten vor, daß in absehbarer Zeit keine ausreichende Anzahl statistisch verwertbarer Beobachtungen gesammelt werden kann. Leider sind es gerade die bemerkenswertesten homöopathischen Erfolge, unter anderem auch Ergebnisse von Hochpotenzbehandlungen, die sich der statistischen Sicherung aus den genannten Gründen entziehen.

In derartigen Fällen ist der Wirksamkeitsnachweis nach *P. Martini* auf andere Weise zu führen. Wenn die Möglichkeit des kollektiven therapeutischen Vergleichs einer Statistik nicht gegeben ist, tritt der individuelle oder genauer gesagt, *der intraindividuelle therapeutische Vergleich* an dessen Stelle [46,47]. Auch bei dieser Methode wird verglichen. Es werden aber nicht mehrere getrennte Behandlungsfälle untereinander verglichen, es werden vielmehr im Krankheitsverlauf ein und desselben Falles aufeinanderfolgende zeitliche Perioden verglichen, und zwar eine Vorbeobachtungszeit, die Zeit der therapeutischen Prüfung und eventuell eine Nachbeobachtungszeit. Bei diesem Vorgehen ist eine Diskontinuität des Krankheitsverlaufes, ein „Knick" oder eine „Niveaudifferenz" das Kennzeichen der Wirkung. Eine genügende Anzahl derart genau beobachteter Einzelfälle führt nach *Martini* zu Ergebnissen, welche eine „echte Realerfahrung" [48] darstellen. Die geschilderten Beispiele von Hochpotenzbehandlungen zeigen die geforderte Niveauveränderung des Befindens nach der Einwirkung der Hochpotenz jedesmal in deutlicher Weise, ohne daß Suggestion oder andere Faktoren ausschlaggebend gewesen sein konnten. Wenn sich dieser Sachverhalt oft genug wiederholt, sollte man die Wirksamkeit der Methode nicht mehr grundsätzlich in Frage stellen.

Tierversuche

Zur Prüfung der Wirksamkeit von Hochpotenzen wurden auch Tierversuche durchgeführt. An der Veterinärmedizinischen Universität Wien untersuchten *G. W. Niebauer* und Mitarbeiter die Wirksamkeit von potenziertem Bienengift auf das experimentelle Ödem der Rattenpfote. Nachdem der Bienenstich eine lokale ödematöse Entzündung verursacht, ist potenziertes Bienengift bei lokalen entzündlichen Ödemen homöopathisch indiziert. Neben Apis D 4 wurde auch Apis D 30 geprüft [49, 50].

Die Versuche erfolgten an zwei verschiedenen Entzündungsmodellen, am Formalin- und am Carrageeninödem. Den lokalen Ödemen, die nach der Injektion dieser Substanzen auftreten, liegen verschiedene Entstehungsmechanismen zugrunde. Formalin verursacht eine akute lokaltoxische Entzündung. Carrageenin greift dagegen in komplizierte Regulierungsmechanismen ein; es kommt zu Permeabilitätsstörungen an den Kapillaren, für die das Kallikrein-Kininsystem sowie das Komplementsystem verantwortlich sind. Die Ergebnisse können in folgenden Feststellungen zusammengefaßt werden: Beim lokal reaktiven Ödem nach Formalin zeigte sich Apis D4 signifikant wirksam. Mit Apis D30 konnten diese günstigen Ergebnisse beim Formalinödem nicht erzielt werden. Apis D30 zeigte dagegen beim Carrageeninödem während der insgesamt dreitägigen Versuchsdauer „zu vielen Meßzeitpunkten signifikant positive Wirkung" [51]. Hier versagte Apis D 4. Die Autoren kamen zu folgender Aussage: „Die positive Wirkung von Apis D 4 beim Formalinödem und Apis D 30 beim Carrageeninödem kann dahingehend interpretiert werden, daß beim lokal toxischen Ödem die niedere Potenz wirksamer ist, hingegen beim Carrageeninödem, das durch komplizierte immunologisch gesteuerte Systeme kontrolliert wird, die Hochpotenz Wirkung zeigt" [52].

Die Herstellung der Hochpotenzen

Die Herstellung der homöopathischen Dezimal- und Zentesimalpotenzen wurde im I. Abschnitt bereits behandelt. Bis etwa zur 12. Dezimalpotenz und bis etwa zur 9. Zentesimalpotenz spricht man von tiefen und mittleren Potenzen. Die dezimalen und zentesimalen sogenannten Hochpotenzen sind im deutschen Sprachraum vorwiegend in der 30. und 200. Potenz, also als D 30 und D 200 sowie als C 30 und C 200 gebräuchlich.

Im Gegensatz zur Herstellung tiefer und mittlerer Potenzen, bei denen auch Verreibungen mit Milchzucker vorgenommen werden, verwendet man zur Herstellung von Hochpotenzen fast ausschließlich *flüssige Potenzierungsmedien.* Dies ist möglich, weil auch unlösliche Arzneistoffe nach der 6. dezimalen oder der 3. zentesimalen Verreibung in flüssigen Medien weiter potenziert werden können [53], worüber in einem späteren Kapitel noch nähere Angaben vorgelegt werden.

Die stufenweise fortgesetzten Verschüttelungen der Arzneimittel mit Wasser-Alkohol-Gemischen erfolgen bis zum 30. Arbeitsgang, also bis zur D 30 oder C 30 nach dem sogenannten *Mehrglasverfahren.* Jede Vermischung eines Teils der Vorpotenz mit der entsprechenden Menge neuer Potenzierungsflüssigkeit und anschließende Verschüttelung erfolgt in einem neuen Fläschchen, und zwar meist mit der Hand. Zur weiteren Verarbeitung bis zur 200. dezimalen oder zentesimalen Potenz und darüber hinaus dienen Maschinen, die nach dem *Einglasverfahren* potenzieren. In ein und demselben Behälter wird bei jedem Arbeitsgang nach Absaugen einer bestimmten Menge der Vorpotenz dem restlichen Teil der Vorpotenz die entsprechende Menge neuer Potenzierungsflüssigkeit automatisch zugesetzt und die Mischung maschinell verschüttelt [54].

Alle flüssigen Potenzen kann man auch auf sogenannte Streukügelchen aus Zucker übertragen. Diese Streukügelchen oder *Globuli* werden nach den Vorschriften des homöopathischen Arzneibuches mit der jeweiligen flüssigen Potenz befeuchtet und getrocknet. Als Signatur dient dieselbe Potenzbezeichnung, welche die zur Befeuchtung verwendete Flüssigkeit aufwies. Besonders Hochpotenzen verabreicht man häufig in Form dieser imprägnierten Globuli.

Eine besondere Art von Hochpotenzen bilden die LM- oder Q-Potenzen. Es sind Arzneiverarbeitungen im Verhältnis 1:50000 (LM = Q = quinquaginta mille = 50000). Diese großen Potenzierungsschritte werden aber nicht in jeweils einem einzigen Arbeitsgang vollzogen. Man geht von der 3. zentesimalen Verreibung aus, die in der üblichen Weise hergestellt wurde. Etwa eine Messerspitze dieser Verreibung wird im Verhältnis 1:500 in 20%igem Alkohol gelöst. Hierauf wird 1 Tropfen dieser Lösung mit 100 Tropfen 90%igen Alkohols verschüttelt. Die Lösung 1:500 und die Verschüttelung 1:100 stellen gemeinsam den 1. Potenzierungsschritt im Ausmaß 1:50000 dar und ergeben die Potenz LM1 oder Q1. Im weiteren Verlauf der Herstellung wird stets zunächst 1 Tropfen der Vorpotenz zur Befeuchtung von 500 Globuli verwendet und sodann 1 Globulus in 100 Tropfen 90%igen Alkohols gelöst und verschüttelt. Die Größe der Globuli ist so gewählt, daß etwa 1 Tropfen nötig ist und ausreicht, um 500 dieser Globuli genügend zu benetzen. Die Imprägnierung der 500 Globuli ergibt daher wieder eine Verteilung 1:500 und zusammen mit der anschließenden Verschüttelung 1:100 einen Potenzierungsschritt von 1:50000. Im Grunde handelt es sich somit um eine zentesimale Potenzierung, wobei man allerdings zuerst die zu verarbeitende Menge der Vorpotenz auf den fünfhundertsten Teil vermindert [55, 56]. Diese Vorschrift ist im homöopathischen Arzneibuch nicht enthalten. Sie wurde von *Hahnemann* in der 6. und letzten Auflage seines Werkes „Organon der Heilkunst" angegeben. Das Manuskript dieser 6. Bearbeitung konnte erst 1920 aus dem Nachlaß *Hahnemanns* erworben und 1921 veröffentlicht werden. Darin liegt der Grund, daß die LM-Potenzen verhältnismäßig spät in Gebrauch kamen. Es werden vorwiegend LM6, LM12 und LM18 verwendet.

Die Allgegenwartskonzentrationen

Die Herstellung der Hochpotenzen wurde etwas ausführlicher dargestellt, um die Größenordnungen aufzuzeigen, mit welchen die homöopathische Pharmazie hier arbeitet. Es ist begreiflich, daß gegen die Wirkungsmöglichkeit derartiger Zubereitungen Einwände erhoben wurden. Ein sehr ernst zu nehmender Einwand liegt in dem Hinweis auf die sogenannte Allgegenwartskonzentration zahlreicher anorganischer Stoffe. Man versteht darunter die Tatsache, daß vor allem die Elemente in jedem festen, flüssigen oder gasförmigen Körper in Konzentrationen enthalten sind, die über den heute schon meßbaren Werten um 10^{-12}% liegen. Daraus ergibt sich, daß Verdünnungen eines derartigen Stoffes nur bis zu seiner Allgegenwartskonzentration herstellbar sind. Jedes Verarbeitungsmedium, mit welchem man die weitere Verdünnung eines Stoffes mit Allgegenwartskonzentration versuchen wollte, enthält ja diesen Stoff auch selbst in ähnlichen Konzentrationen. Zumindest bei Elementen ist daher die Anfertigung einer Zubereitung mit einer Konzentration von etwa 10^{-12}% oder darunter grundsätzlich unmöglich. Es ist das Verdienst des homöopathischen Arztes *G. Wünstel,* auf diese Ergebnisse der Reinstoff-Forschung aufmerksam gemacht zu haben [57].

Die Tatsache, daß jedes Element in jedem anorganischen oder organischen Körper allgegenwärtig ist, wird auf die Entstehungsgeschichte der Elemente zurückgeführt. Die Werte der Allgegenwartskonzentrationen liegen allerdings für die einzelnen Elemente in sehr verschiedenen Bereichen. Sie sind in erster Linie von der Häufigkeit des betreffenden Elements in der Natur, aber auch von anderen Parametern abhängig. In grober Näherung läßt sich sagen, daß die in der Natur häufig vorkommenden Elemente wie Si, Al, Fe, Ca, Mg, K oder P eine höhere Allgegenwartskonzentration aufweisen als Elemente von geringerer Häufigkeit wie Au oder J. In Wasser von höchster Reinheit sind noch zahlreiche Elemente in Konzentrationen von $10^{-8}\%$ feststellbar. Auch in der täglichen Nahrung liegen die Konzentrationen für wenige Elemente niedriger [58]. Prof. Dr. *Tölg,* der Leiter des Laboratoriums für Reinstoffe am Max-Planck-Institut für Metallforschung in Schwäbisch Gmünd, von dem diese Sätze stammen, erklärte daher, daß aus der Sicht der Reinstoff-Forschung für Elemente wie z. B. As, Ag oder Hg bestenfalls Verdünnungen bis D 6 oder D 8 sinnvoll sind, wenn spezifische Aktivitäten dieser Elemente angestrebt werden. Höhere Verdünnungen dieser Stoffe sind schlechterdings nicht herstellbar, da sie in diesen Größenordnungen allgegenwärtig sind.

Aus diesem Sachverhalt könnte man folgern, daß z. B. destilliertes Wasser, welches zahlreiche Elemente in der Verdünnung von $10^{-6}\%$ bis $10^{-8}\%$ enthält, homöopathischen Zubereitungen dieser Stoffe entspricht und deren homöopathische Wirksamkeit in sich vereinigt. Wenn dies aber nicht der Fall ist, dann muß eine erläuternde Arbeitshypothese entwickelt werden, die sowohl den Allgegenwartskonzentrationen der Elemente als auch den arzneispezifischen homöopathischen Wirkungen Rechnung trägt, welche diesen und höheren Potenzen zugeschrieben werden. Es ist denkbar, daß Stoffe in ihren Allgegenwartskonzentrationen zwar selbst nicht mehr homöopathisch wirksam sind, daß aber die Verarbeitungsmedien während der Potenzierungsmanipulationen arzneispezifische Eigenschaften annahmen und die homöopathische Wirksamkeit höherer Potenzen nun auf diese arzneispezifischen Veränderungen der Potenzierungsmedien zurückzuführen sind. Diese Hypothese wird in den folgenden Kapiteln ausführlich dargestellt und von verschiedenen Gesichtspunkten beleuchtet, um ein Urteil über ihre Tragfähigkeit zu gewinnen. Zuvor soll aber noch ein weiterer Einwand gegen die Wirkungsmöglichkeit hoher Potenzen zur Sprache kommen.

Die Loschmidtsche Zahl

Solange die Allgegenwartskonzentrationen der Elemente noch nicht bekannt waren, erschien die Wirkungsmöglichkeit hoher Potenzen im Hinblick auf die *Loschmidt*sche Zahl undenkbar. *Hahnemann*, der lange Zeit die 30. Zentesimalpotenz bevorzugte, hatte keine Bedenken, einen Arzneistoff dreißigmal im Verhältnis 1:100 zu verarbeiten. Er dachte an eine nahezu grenzenlose Teilbarkeit der Materie. Nachdem aber der Wiener Physiker *Joseph Loschmidt* 1865 die nach ihm benannte Konstante errechnet hatte, konnte die damalige Medizin die Hochpotenzen nicht mehr als Arzneien anerkennen.

Die *Loschmidt*sche Zahl $N = 6025 \times 10^{-23}$ gibt die Anzahl der Moleküle einer Substanz an, die sich in einem Mol dieser Substanz befinden. Der Exponent dieser Zahl weist darauf hin, daß z. B. in einer 30. oder höheren Dezimalpotenz, welche durch dreißigmalige oder noch öftere Verarbeitung des Arzneistoffes im Verhältnis 1 : 10 zustande kam, rechnerisch kein Molekül des arzneilichen Ausgangsstoffes mehr enthalten sein kann. Abgesehen von einer eventuellen Allgegenwartskonzentration des verarbeiteten Stoffes sind dabei allerdings auch die Adhäsions- und Kohäsionsphänomene nicht berücksichtigt, die bei der beschriebenen Herstellung zweifellos eine Rolle spielen und den Verdünnungsgrad herabsetzen können.

Trotz dieser Einschränkungen muß in Erwägung gezogen werden, daß zumindest seltene organische Arzneistoffe, für welche eine Allgegenwartskonzentration nicht gegeben ist, in den Zubereitungen einer 30. oder 200. Dezimalpotenz stofflich durch kein einziges Molekül mehr vertreten sind. Das Schlangengift Lachesis, das in einem der zuletzt wiedergegebenen Behandlungsfälle in der 30. Dezimalpotenz gegeben wurde, kann hier als Beispiel dienen. Wenn nach der Verabfolgung derartiger Hochpotenzen trotzdem in einer ausreichenden Anzahl genau beobachteter Einzelfälle therapeutische Erfolge auftraten, welche einer medikamentösen Wirksamkeit zuzuschreiben sind und der Kritik standhalten, dann muß man auch in diesem Zusammenhang an die Wirksamkeit arzneispezifisch veränderter Verarbeitungsmedien denken.

Die arzneiliche Wirkung der Potenzierungsmedien

Wenn medikamentöse Wirkungen hoher Potenzen durch besondere Verfahren der kritischen Beobachtung in zahlreichen repräsentativen Einzelfällen nachzuweisen sind, müssen arzneispezifische Wirkungen der Potenzierungsmedien postuliert werden. Die erörterten Gegebenheiten der Allgegenwartskonzentrationen und der *Loschmidt*schen Zahl zwingen dazu. Es ist anzunehmen, daß die Wasser-Alkohol-Gemische im Zuge der lege artis durchgeführten Manipulationen der Potenzierung, vor allem während der energischen Verschüttelungen, arzneiliche Eigenschaften des verarbeiteten Medikaments aufnehmen und diese ihrerseits an die Potenzierungsmedien der Folgepotenzen weitergeben. Es werden molekulare Strukturelemente der Arzneistoffe zu suchen sein, welche an den molekularen Strukturen der Potenzierungsmedien solche Veränderungen hervorrufen, die der behandelte Organismus ebenfalls als arzneispezifisch erkennt. Diese Folgerungen sind zwar zunächst ungewöhnlich, erscheinen aber in dieser absichtlich sehr allgemeinen Formulierung sachlich vertretbar, obwohl vorläufig weder die entscheidenden Parameter der Arzneimoleküle noch die arzneispezifisch beeinflußbaren Parameter der Potenzierungsmedien auch nur annähernd definierbar sind.

Die Hypothese eines Einflusses molekularer Strukturelemente und der durch diese gegebenen Energieverteilungsmuster auf die Potenzierungsmedien ist nicht neu. Schon 1948 nahm *J. Wüst* an, daß die Potenzierungsmedien durch den Arzneistoff „räumlich und elektrisch spezifisch geprägt werden können“ [59]. Später vertrat vor allem *O. Leeser* die Auffassung, daß „die Potentialverteilungsmuster“ der Arzneimoleküle „die Umgebung nach ihrem Bilde“ anordnen. Eine derartige „Vertiefung des physikalischen Denkens“ lasse es als möglich erscheinen, daß die Potenzierungsmedien arzneispezifische Eigenschaften gewinnen, die bei höheren Potenzen auch ohne Anwesenheit von Arzneimolekülen wirksam werden können [60].

Heute erhalten diese Gedankengänge durch verschiedene Feststellungen der Lösungsphysik eine beachtenswerte Stütze. Fürs erste sind Wasser und Alkohol keine gestaltlosen Ansammlungen von Wasser- und Alkoholmolekülen. Es handelt sich vielmehr um sogenannte assoziierte Flüssigkeiten, in welchen sich jeweils aus einer Anzahl von Molekülen Komplexe bilden. Im Institut für anorganische Chemie der Technischen Universität Wien arbeitet man nun unter Prof. *Gutmann* seit Jahren an der Frage, ob und inwieweit ein gelöster Stoff diese kristallartigen Molekülgruppen seines Lösungsmittels verändert. Man kam zu dem Ergebnis, daß ein gelöster Stoff die Anordnungen der Wasser- und Alkoholmoleküle des Lösungsmittels tatsächlich meßbar verändert. Völlig neue Aspekte ergaben sich auch dadurch, daß ein gelöster Stoff nicht nur die Lage der Wasser- und Alkoholmoleküle in den genannten Molekülgruppen verändert, sondern daß gleichzeitig sogar die Abstände der Atome und die Winkel ihrer Bindungen innerhalb der Wasser- und Alkoholmoleküle verändert werden [61]. Derartige *intermolekulare und intramolekulare Strukturveränderungen des Wassers und des Alkohols, hervorgerufen durch die Anwesenheit eines gelösten Stoffes,* sind für die Beurteilung der potenzierten Arznei außerordentlich bedeutsam. Der erhobene Einwand, die relativ einfachen Strukturen der Wasser- und Alkoholmoleküle schließen eine arzneispezifische Verformung von vornherein aus, zieht diese Ergebnisse der Lösungsphysik noch nicht in Betracht.

Die Frage, ob sich die Strukturveränderungen, die ein gelöster Stoff im Lösungsmittel hervorruft, von diesem veränderten Lösungsmittel aus auf neu hinzugefügtes Lösungsmittel fortpflanzen können, ist noch nicht ausreichend untersucht. Dem Vernehmen nach ließen sich in dem genannten Institut auch dafür bereits Anhaltspunkte feststellen.

Ein weiteres Problem bildet die Arzneispezifität dieser strukturellen Veränderungen der Lösungsmittel. Hierüber liegt aus der Universität Montpellier eine in ihren Ergebnissen allerdings nicht unumstrittene Dissertation von Frau *Luu-d-Vinh* aus dem Jahre 1974 vor [62, 63].

Schließlich wurde auch bereits untersucht, wie Strukturveränderungen von Lösungsmitteln durch zusätzliches Verschütteln der Lösung beeinflußt werden. Die diesbezüglichen amerikanischen Arbeiten aus den sechziger Jahren von *R. B. Smith* und Mitarbeitern führten jedoch nur zu vorläufigen Ergebnissen [64].

Die überaus wünschenswerte Fortsetzung aller dieser physikalischen Untersuchungen wird durch die Aufwendigkeit der benötigten Apparaturen und die derzeit noch geringe Zahl der interessierten Institute sehr erschwert.

2. Die Beurteilung der potenzierten Arznei orientiert sich an den physikalischen Gegebenheiten

Die materiellen Unterschiede tiefer, mittlerer und hoher Potenzen

Die Beurteilung der potenzierten Arzneien ist deshalb besonders schwierig, weil man annehmen muß, daß die Wirkungen der tiefen, mittleren und höheren Potenzen auf verschiedenen materiellen Eigenschaften dieser Zubereitungen beruhen.

Tiefe Potenzen, etwa die Potenzstufen von D1 bis D3, wirken als chemische Schwellenreize, wie dies vor allem im I. Abschnitt dargestellt wurde. Bei hohen Potenzen ist an eine unmittelbare Wirkung des Arzneistoffes selbst nicht mehr zu denken, wie dies im vorigen Kapitel ausgeführt wurde. Hier ist vielmehr eine Wirkung der strukturell veränderten Potenzierungsmedien zu postulieren, die sicher nicht mehr auf chemischen Reaktionen beruht. Zwischen den tiefen und den hohen Potenzen stehen aber nun noch die mittleren Potenzen, welche einerseits aufgrund ihrer allzu niederen Arzneikonzentration kaum mehr Schwellenreize darstellen, andererseits aber noch nicht zur Annahme einer ausschließlichen arzneilichen Wirkung der Potenzierungsmedien zwingen. Die Tabelle der Abb. 14 soll die detaillierte Erörterung der verschiedenen materiellen Eigenschaften tiefer, mittlerer und hoher Potenzen erleichtern.

Zwei physikalische Aspekte auf allen Potenzstufen

Bei einer lege artis durchgeführten Arzneipotenzierung sind zwei voneinander unabhängige physikalische Vorgänge zu unterscheiden: Die Verdünnung des Arzneistoffes und die Strukturveränderungen der Verarbeitungsmedien. Die folgenden Ausführungen beschränken sich vorerst auf die Beschreibung flüssiger Potenzen.

Die auffälligste Veränderung, welche eine Zubereitung während der Potenzierung erfährt, und die bisher fast ausschließlich Beachtung fand, ist die *stufenweise Verdünnung des gelösten Arzneistoffes.* Sofern der betreffende Stoff eine Allgegenwartskonzentration besitzt, kann die stufenweise Verdünnung jedoch nur bis zu dieser Grenze erfolgen. Bei anderen

Substanzen, denen keine derartige, nicht unterschreitbare Grenzkonzentration zukommt, kann man diese stufenweise Verdünnung so lange fortsetzen, wie dies im Hinblick auf die *Loschmidt*sche Zahl sinnvoll erscheint, bis schließlich zumindest grob rechnerisch kein Molekül des Arzneistoffes mehr in den Zubereitungen enthalten ist. Einzelne Physiker sind allerdings der Meinung, daß die Adhäsions- und Kohäsionsphänomene bei noch so oft wiederholter Verdünnung im Verhältnis 1 : 10 oder 1 : 100 eine restlose Eliminierung des gelösten Stoffes aus den Zubereitungen verhindern.

Neben der Verdünnung der Arzneilösung sind aber auch die oben zwingend postulierten *Strukturveränderungen in den Potenzierungsmedien* in Betracht zu ziehen. Die zitierten Feststellungen auf dem Gebiet der Lösungsphysik bilden eine wichtige Stütze dieser Hypothese, welche freilich darüber hinaus auch die Arzneispezifität und Stabilität dieser Strukturveränderungen als gegeben erachtet und annimmt, daß diese Strukturveränderungen auch ohne Mitwirkung von Arzneimolekülen von den Potenzierungsmedien der Vorpotenzen auf die Potenzierungsmedien der Folgepotenzen weitergegeben werden.

Die Bezeichnung „flüssige Verdünnung", welche im homöopathischen Arzneibuch verwendet wird, sowie die Bezeichnung „Dilutio", welche bei der Rezeptur benützt wird, beziehen sich unter diesen Umständen nicht auf die flüssige Verdünnung im physikalischen Sinne dieses Wortes, sondern betonen eher den flüssigen Zustand dieser physikalisch mehrfach veränderten Zubereitungen im Gegensatz zu festen Darreichungsformen.

In der Tabelle der Abb. 14 sind die beiden physikalischen Aspekte der Potenzen, die Verdünnung des Arzneistoffes und die Strukturveränderungen der Medien in zwei senkrechten Kolonnen angegeben. Die in gleicher Höhe verzeichneten Daten betreffen jeweils ein und dieselbe Zubereitung. Die Ziffern der linken Kolonne beziehen sich auf die fortschreitende Verdünnung des Arzneistoffes und geben seine Konzentration auf den verschiedenen Potenzstufen an. Die rechte Kolonne zeigt die entsprechenden homöopathischen Bezeichnungen der Potenzen. Die Pfeile dieser Kolonne beziehen sich auf die postulierte stufenweise Weitergabe der arzneispezifischen Strukturveränderungen von den flüssigen Verarbeitungsmedien der Vorpotenzen auf die neu hinzugefügten flüssigen Verarbeitungsmedien der Folgepotenzen. Die schrägen Querverbindungen von der linken zur rechten Kolonne zeigen an, in welchen Konzentrationsbereichen der Arzneistoff aller Wahrscheinlichkeit nach arzneispezifische

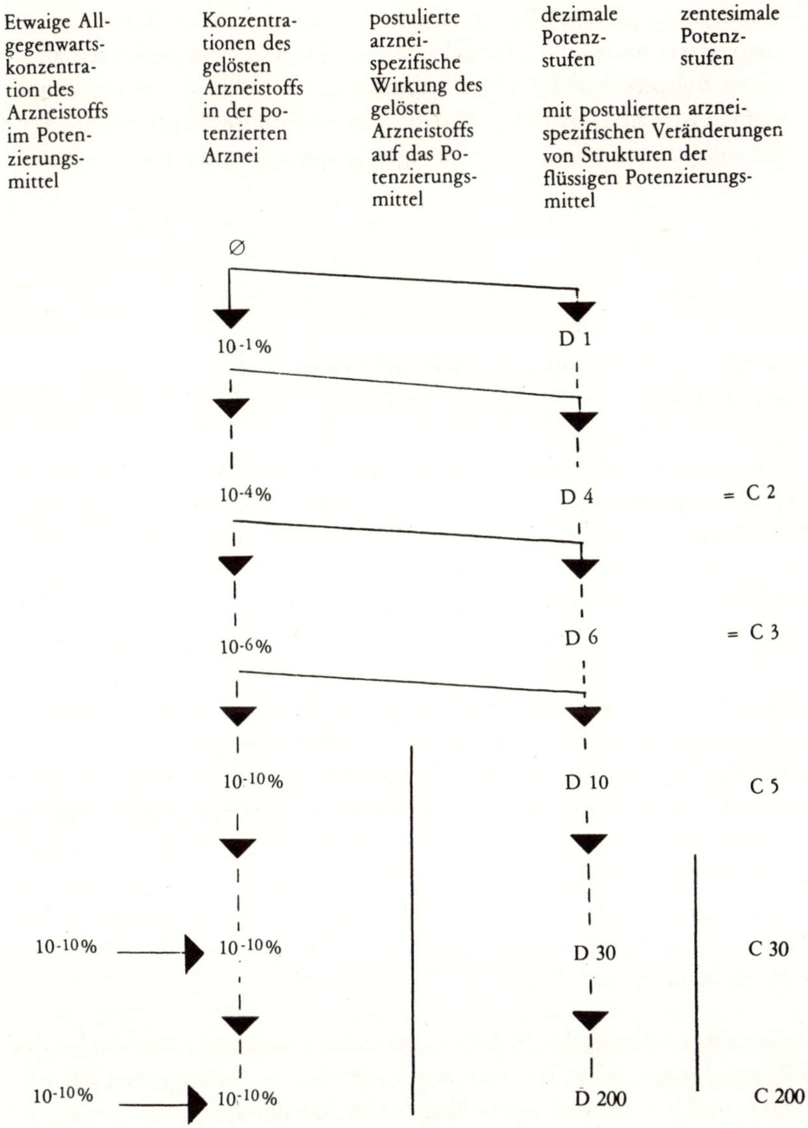

Abb. 14: Gegenüberstellung von Arzneikonzentrationen und Potenzstufen mit Hinweisen auf den Bereich der postulierten arzneispezifischen Wirkung eines gelösten Arzneistoffes mit Allgegenwartskonzentration auf Strukturen der flüssigen Potenzierungsmittel

Veränderungen in den Lösungsmitteln verursacht. Links unten ist die Allgegenwartskonzentration berücksichtigt, die in dem abgebildeten allgemeinen Beispiel in der Größenordnung von 10^{-10}% als gegeben angenommen ist. Die Darstellung betrifft kein bestimmtes Medikament, sondern soll grundsätzliche Überlegungen graphisch verdeutlichen.

Die chemische Wirkung der Schwellenreize tiefer Potenzen

Die in der Tabelle auf S. 103 angegebenen Potenzen D 1 bis etwa D 4 mit Arzneikonzentrationen von 10^{-1}% bis etwa 10^{-4}% bilden *chemisch wirkende Schwellenreize,* die an der Regelstrecke des behandlungsbedürftigen Systems angreifen und von hier aus die in den Abschnitten I und II beschriebenen Gegenregulationen auslösen. Diese chemischen Schwellenreize wirken auf die Regelstrecke in derselben Weise wie die üblichen chemotherapeutischen Arzneireize und unterscheiden sich von diesen nur durch die stark *reduzierte Dosis* und die *andersartige Zielsetzung* des therapeutischen Eingriffs. Während die übliche Chemotherapie die unmittelbare Kompensation einer Störung beabsichtigt, soll der homöopathisch gewählte chemotherapeutische Schwellenreiz die behandlungsbedürftige Störung um ein Geringes verstärken und eine therapeutisch wirksame Gegenregulation einleiten. Wie bei der üblichen Chemotherapie ist auch bei der homöopathischen Schwellenreiztherapie eine genaue Auswahl *und* Dosierung, *Qualität und Quantität der Arzneigabe gleichermaßen ausschlaggebend* für den Erfolg.

Der zweite physikalische Aspekt der tiefen Potenzen, die schon bei der Lösung des Arzneistoffes einsetzende strukturelle Veränderung der Lösungs- und Verschüttelungsmedien hat im Bereich der chemisch wirkenden Schwellenreize wahrscheinlich noch keine Bedeutung für die homöopathische Wirkung dieser Zubereitungen. Dennoch sind diese Veränderungen als gegeben anzunehmen und in der Abb. 14 durch die oberen schrägen Verbindungslinien von Ø = Ausgangsstoff zu D1 und darunter zu D4 dargestellt.

Das Zurücktreten der chemischen Wirkung

Während tiefe Potenzen bis etwa D3 wohl durchwegs als chemische Schwellenreize anzusprechen sind, ändern sich die Verhältnisse nach dieser Potenzstufe für zahlreiche homöopathisch verwendete Arzneimittel grundlegend. Potenzen mit Arzneikonzentrationen von 10^{-4}% oder 10^{-5}% sind in den meisten Fällen chemisch-pharmakologisch unterschwellig und an den Regelstrecken unwirksam. Bei dennoch gesicherten therapeutischen Ergebnissen müssen bei diesen Stoffen auf den Potenzstufen D4 oder D5 andere Wirkungsmechanismen ins Spiel gekommen sein.

Dies führt in diesen Potenzbereichen zu einem etwas komplizierten Sachverhalt. Die Wirkungsmechanismen sind hier nicht einheitlich. Einerseits können Arzneimittel mit relativ hoher Toxizität in manchen Fällen wohl auch noch in Konzentrationen von 10^{-4}% oder 10^{-5}% als chemische Schwellenreize wirken. Andererseits müssen Arzneimittel mit relativ geringer Toxizität auf denselben Konzentrationsstufen als pharmakologisch unterschwellig bewertet werden und erfordern die Annahme einer anderen Wirkungsweise.

Mit dieser Auffassung steht eine auf den ersten Blick überraschende Praxiserfahrung im Einklang. Der homöopathische Arzt und Lehrer *M. Dorcsi* empfiehlt jüngeren Kollegen, die sich in der Potenzwahl noch unsicher fühlen, im Zweifelsfalle unabhängig von der Art des jeweils indizierten Arzneimittels zunächst die 4. Dezimalpotenz zu verordnen. Angesichts der doch sehr unterschiedlichen Toxizität der verschiedenen Stoffe ist diese in allen Fällen undifferenziert einheitliche Dosierung bei ausschließlich chemisch-pharmakologischer Betrachtung unverständlich. Hochwirksame Venena wie Arsenicum album, Acidum fluoricum oder Veratrum werden in derselben 4. Dezimalpotenz empfohlen wie auch Chamomilla, Calcium carbonicum oder Carbo vegetabilis. Die obige Annahme einer chemischen Schwellenreizwirkung der 4. Dezimalpotenz relativ toxischer Stoffe und einer gleich zu erläuternden andersartigen Wirkungsart derselben Potenz relativ schwach wirkender Stoffe macht jedoch die Möglichkeit dieser gleichartigen Dosierung von Stoffen verschiedener Wirkungsstärke begreiflich.

Die genannte Praxiserfahrung ist deshalb besonders bemerkenswert, weil sie auf den Potenzbereich verweist, in dem ein Zurücktreten der chemischen Wirkung und das Auftreten anderer Mechanismen anzunehmen ist. Die Bewährung der erwähnten Dosierungsempfehlung spricht dafür, daß bei zahlreichen Stoffen *schon auf der Stufe der 4. Dezimalpotenz andere als chemische Wirkungsmechanismen* bestehen, die dann bei mittleren Potenzen für alle Arzneistoffe zu postulieren sind.

Die informative Wirkung der Arzneimoleküle mittlerer Potenzen

Wenn homöopathische Wirkungen mittlerer Potenzen ausreichend gesichert sind, andererseits aber chemische Mechanismen aus den dargelegten Gründen wahrscheinlich vielfach bereits ab der 4. Dezimalpotenz nicht mehr vorliegen können, dann muß es sich in diesen Fällen um *informative Wirkungen* handeln. Damit wird ein Begriff in die Homöopathie eingeführt, dessen ausführliche Erörterung im 3. Kapitel dieses Abschnitts erfolgt. Die Schlußfolgerung, daß es sich unter den gegebenen Umständen um informative Wirkflüsse handeln muß, ist eine unausweichliche Denknotwendigkeit, da es keine Alternative gibt. Kommunikationen beruhen auf allen Beobachtungsgebieten entweder auf nicht nur qualitativ, sondern auch quantitativ definierten physikalischen oder chemischen Einwirkungen, oder sie beruhen auf informativen Einwirkungen, bei welchen die materiellen Substrate *weitgehend unabhängig von ihrer Quantität* als Informationsträger auftreten, als Träger vorwiegend qualitativ zu beurteilender informativer Strukturen, als Träger von Signalen.

Bei mittleren Potenzen ist daher anzunehmen, daß die Arzneimoleküle in ihrer geringen, chemisch-pharmakologisch unterschwelligen Konzentration nun als Informationsträger wirken, wobei die Konfigurationen bestimmter Strukturelemente der Arzneimoleküle im Organismus entsprechende Wirkflüsse auslösen. Man muß dies unter den vorliegenden Verhältnissen annehmen, obwohl zumindest zur Zeit weder die informativ wirkenden Strukturelemente der Arzneimoleküle noch die Instanzen der Informationsaufnahme im Organismus definiert werden können.

Der Übergang von den chemischen zu den informativen Wirkungsmechanismen vollzieht sich zweifellos fließend und erfolgt sicher nicht bei allen Arzneistoffen im Bereich derselben Potenzstufen. Es dürfte aber gerechtfertigt sein, die 4. Dezimalpotenz mit der Arzneikonzentration von

$10^{-4}\%$ in diesem Zusammenhang aus den genannten Gründen besonders hervorzuheben.

Der zweite physikalische Aspekt der mittleren Potenzen, die Strukturveränderungen der Potenzierungsmedien, welche die neu hinzugefügten Medien teils durch die vorhandenen Arzneimoleküle, teils durch die bereits veränderten Medien der Vorpotenzen erfahren, besitzen auch im Bereich der mittleren Potenzen wahrscheinlich noch keine Bedeutung für die homöopathische Wirkung dieser Zubereitungen. Zumindest steht *die informative Wirkung der Arzneimoleküle im Vordergrund.* Dennoch sind diese Vorgänge ebenso wie bei den tiefen Potenzen als gegeben anzunehmen.

Die informative Wirkung der Potenzierungsmedien höherer Potenzen

Die Annahme einer informativen Wirkung der Arzneimoleküle wird denknotwendig, sobald man einer Arzneiverdünnung keine chemisch-pharmakologische Wirkung mehr zuschreiben kann. Ebenso wird die Annahme einer informativen arzneilichen Wirkung strukturell veränderter Potenzierungsmedien denknotwendig, sobald den Molekülen eines chemischen Elements auf dem Niveau der Allgegenwartskonzentration auch keine informative Wirkung mehr zugeschrieben werden kann.

Die informative Wirkung der Arzneimoleküle, die für Potenzen ab etwa D4 postuliert wurde, liegt zumindest bei elementaren Arzneistoffen im Bereich der Allgegenwartskonzentrationen dieser Stoffe offensichtlich nicht mehr vor. Andernfalls müßten alle festen, flüssigen und gasförmigen Körper die homöopathische Wirksamkeit etwa der 10. Dezimalpotenz aller dieser Elemente besitzen, da diese Körper alle Elemente in ihren Allgegenwartskonzentrationen von entsprechender Größenordnung enthalten. Dies widerspricht aber jeder Erfahrung. Die Konzentrationen der elementaren Arzneistoffe sind auf dem Niveau der Allgegenwartskonzentrationen so gering, daß nicht nur keine chemisch-pharmakologischen, sondern auch keine informativen arzneilichen Wirkungsmöglichkeiten mehr bestehen. Auch Informationsträger, im vorliegenden Falle *die Mengen der Arzneimoleküle, haben eine quantitative untere Grenze ihrer informativen Wirkungsmöglichkeit,* unter welcher sie von den aufnehmenden Instanzen der Informationsempfänger nicht mehr wahrgenommen werden.

Die Begründung dafür, daß zumindest elementare *Stoffe in ihren Allgegenwartskonzentrationen homöopathisch informativ unwirksam* sind, und daß vielmehr bei Potenzen mit entsprechender Arzneikonzentration *eine informative Wirkung strukturell veränderter Potenzierungsmedien* vorliegen muß, soll wegen der grundsätzlichen Bedeutung dieser Schlußfolgerung auch noch an einem konkreten Beispiel dargelegt werden. Unter Umständen ist Kupfer bei Asthma bronchiale in höheren Potenzen homöopathisch indiziert. Wenn nun Cuprum metallicum D10 in einem geeigneten Falle von Asthma bronchiale überzeugend therapeutisch wirkt, dann kann man dieses Ergebnis nicht auf eine informative Wirkung der Kupfermoleküle zurückführen, wie dies bei einer etwas tieferen Potenz mit relativ stärkerer Arzneikonzentration vertretbar wäre. Cuprum metallicum D10 enthält nämlich dieses Element etwa in dessen Allgegenwartskonzentration, und jeder Schluck Wasser, den der Kranke zu sich nimmt, enthält ebenfalls Kupfer in dessen Allgegenwartskonzentration, ohne jedoch eine therapeutische Wirkung erkennen zu lassen. Unter diesen Umständen kann eine Wirkung der 10. Dezimalpotenz von Kupfer nicht mehr auf die in dieser Zubereitung vorhandenen Kupfermoleküle zurückgeführt werden. Sie muß vielmehr von arzneilich wirkenden Strukturveränderungen der Potenzierungsmedien ausgegangen sein, welche bereits während früherer Potenzierungsschritte herbeigeführt und bis zur verwendeten 10. Dezimalpotenz weitergegeben wurden.

Die Schlußfolgerungen, welche für arzneilich verwendete und potenzierte Elemente aus der Tatsache ihrer Allgegenwartskonzentrationen gezogen wurden, gelten wahrscheinlich auch für zahlreiche andere anorganische und einfache organische Arzneistoffe, die keine Allgegenwartskonzentrationen besitzen. Auch bei diesen dürften in analoger Weise die Mengen der noch vorhandenen Arzneimoleküle in Konzentrationen von etwa $10^{-10}\%$ zu gering sein, um eine informative therapeutische Wirkung zu entfalten.

Die relativ großen Moleküle mancher pflanzlicher und tierischer Arzneistoffe machen aber hier vielleicht eine Ausnahme. Da die Verdünnungsmöglichkeit in diesen Fällen nicht durch eine Allgegenwartskonzentration begrenzt ist, entsprechen den 12. oder 15. Dezimalpotenzen dieser Stoffe grob rechnerisch auch Arzneikonzentrationen von $10^{-12}\%$ oder $10^{-15}\%$, und es ist denkbar, daß trotz der überaus hohen Verdünnung die noch vorhandenen Mengen der Arzneimoleküle aufgrund der Größe und Komplexität der Moleküle ausreichen, um auf behandlungsbedürftige Organismen informativ zu wirken. Die auf S. 121 wiedergegebene Behandlung einer peripheren Durchblutungsstörung mit Secale cornutum D 12 kann hier als Beispiel dienen. Die Wirksamkeit der 12. Dezimalpotenz wird dort auf die unmittelbare informative Wirkung der Arzneimoleküle bezogen. Bei noch höheren Potenzen, etwa der 30. oder der 200. Dezimalpotenz muß man aber auch bei derartigen organischen Stoffen überzeugend beobachtete Wirkungen im Hinblick auf die *Loschmidt*sche Zahl auf einen Informationsgehalt der Potenzierungsmedien zurückführen.

Der Informationsfluß während der Potenzierung

Die Strukturveränderungen, welche die Verarbeitungsmedien während der Potenzierung erfahren, stellen gleichzeitig Informationsübertragungen dar. Nach der hier vertretenen Auffassung handelt es sich dabei im Bereich der tiefen und der unmittelbar folgenden Potenzen um zwei verschiedene, aber gemeinsam ablaufende Strukturbeeinflussungen und Informationsübertragungen, für welche auch der kurze plastische Begriff der „Prägung" gebräuchlich ist. Einerseits ist auf jeder Potenzierungsstufe dieser Potenzbereiche eine *Informationsübertragung von den Arzneimolekülen auf die Potenzierungsmedien* anzunehmen, andererseits ist vom zweiten Potenzierungsschritt an auch mit einer *Informationsübertragung von den veränderten Medien der Vorpotenzen auf die neu hinzugefügten Medien der Folgepotenzen* zu rechnen.

Im Bereich höherer Potenzen, in welchen auch eventuell noch vorhandene Arzneimoleküle keine arzneiliche informative Wirkung auf einen Organismus mehr besitzen, kann diesen auch keine Prägung der Medien mehr zugeschrieben werden. Anderenfalls wäre jede beliebige verschüttelte Flüssigkeit durch zahlreiche, in ihrer Allgegenwartskonzentration vorhandene Elemente geprägt und müßte im Sinne dieser Elemente homöopathisch wirksam werden können, was jedoch sicher nicht der Fall ist. Im Bereich höherer Potenzen ist nur noch der zweite Weg der Strukturbeeinflussung und Informationsübertragung, nämlich von den Medien der Vorpotenzen auf die Medien der Folgepotenzen, denkbar.

In der Tabelle der Abb. 14 sind diese Verhältnisse übersichtlich wiedergegeben. In der rechten Kolonne, welche die Zeichen der Dezimalpotenzen zeigt und sich auf die isoliert betrachteten Strukturveränderungen der Potenzierungsmedien bezieht, verweisen die senkrechten Pfeile auf die Strukturbeeinflussungen und Informationsübertragungen, die von den bereits veränderten Medien der Vorpotenzen ausgehen und auf die neu hinzukommenden Medien der Folgepotenzen wirken. Dieser Informationsfluß beginnt bereits mit dem 2. Potenzierungsschritt und setzt sich bis zu den hohen Potenzen fort. Die schräg von links kommenden Pfeile verweisen dagegen auf die Strukturbeeinflussungen und Informationsübertragungen, die von den Arzneimolekülen der angegebenen Konzentrationen ausgehen und in den Informationsfluß der Medien münden. Diese schräg von links kommenden Pfeile enden bei der Arzneikonzentration von 10^{-6}%. Hier ist aus Gründen, welche die Beobachtungen bei der Potenzierung unlöslicher Stoffe nahelegen und die auf S. 114 ausführlich erörtert werden, noch mit Sicherheit auf eine Strukturveränderung der Medien durch die anwesenden Arzneimoleküle zu schließen. Wenige Potenzstufen später ist dieser Informationsfluß von den Arzneimolekülen zu den Medien meist nicht mehr gegeben.

Auf dem Niveau der Allgegenwartskonzentrationen, das nun erreicht ist, kann man, wie bereits ausgeführt, zumindest bei Elementen nicht nur eine informative Wirkung der Arzneimoleküle auf einen Organismus, sondern auch eine weitere Prägung der Medien ausschließen. In der Abb. 14 sind diese Verhältnisse durch einen senkrechten Strich zum Ausdruck gebracht, der die Konzentrationsangaben und die Potenzbezeichnungen trennt. *Der Informationsfluß von den Arzneimolekülen zu den Medien erlischt auf dem Niveau der Allgegenwartskonzentration.*

Auf allen höheren Potenzstufen bleibt die Arzneikonzentration zumindest bei Elementen auf dem Niveau der jeweiligen Allgegenwartskonzentration, die im Beispiel der Tabelle mit 10^{-10}% angenommen ist. Im unteren Teil der Tabelle ist auf den verschiedenen höheren Potenzstufen von links kommend die Zufuhr des entsprechenden Elements durch die Potenzierungsmedien angedeutet, welche das Element immer wieder in seiner Allgegenwartskonzentration mit sich führen, so daß eine weitere Verdünnung nicht mehr möglich ist. *Die Arzneikonzentration der 10., 30. oder 200. Potenz bleibt stets unverändert auf dem Niveau der Allgegenwartskonzentration, welcher für die Potenzierung keine Bedeutung zu-*

kommt. Bei der Herstellung der höheren und hohen Potenzen liegen die entscheidenden Vorgänge ausschließlich in der fortlaufenden Weitergabe der informativ wirkenden arzneispezifischen Strukturveränderungen der Potenzierungsmedien.

Unterschiede der informativen Wirkung höherer Potenzen

Sobald die Arzneikonzentration zumindest bei Elementen auf einem Allgegenwartsniveau keine Rolle mehr spielt, könnte man bei den nun folgenden höheren und hohen Potenzen eine stets gleichbleibende informative Wirkung der nun allein maßgebenden Medien vermuten. Den verschiedenen höheren und hohen Potenzen werden aber nicht völlig identische Wirkungen zugeschrieben. Die in Rede stehende Hypothese ermöglicht auch zu diesem Phänomen einen logischen Zugang. Es ist durchaus denkbar, daß die angenommene Fortpflanzung der informativen Strukturveränderungen in den Potenzierungsmedien der höheren und hohen Potenzen nicht dauernd zu vollkommen identischen Strukturmustern führt. Es ist möglich, daß es im Verlauf der hier sehr zahlreichen Potenzierungsschritte zu gesetzmäßigen *Modifikationen des übertragenen informativen Strukturmusters* kommt, das der Organismus zwar immer noch als arzneispezifisch erkennt, aber doch nicht ganz identisch verarbeitet. Damit werden die Wirkungsunterschiede, die man z.B. der 10., 30. und 200. Potenz beimißt, begreiflich.

Vergleich der dezimalen und zentesimalen Potenzen

Ganz rechts sind in der Tabelle der Abb. 14 auch zentesimale Potenzbezeichnungen angegeben. Im Bereich der tiefen und mittleren Potenzen, in welchen die Arzneikonzentrationen die Wirkung der Zubereitungen noch in erster Linie bestimmen, ist eine rechnerische Gleichstellung etwa der 4. oder 6. dezimalen mit der 2. oder 3. zentesimalen Potenz vertretbar. Die 5. zentesimale Potenz liegt aber zumindest bei Elementen im Bereich der Allgegenwartskonzentrationen und enthält den Arzneistoff ebenso wie die 10. dezimale und alle folgenden Potenzen in dieser allgegenwärtigen und für die Wirkung der Potenzen nicht mehr maßgebenden Konzentration. Von hier ab sind rechnerische Vergleiche der dezimalen und zentesimalen Potenzen nicht mehr sinnvoll. Nach dem vorherrschenden Urteil der homöopathischen Ärzte können sich Vergleiche in diesen Bereichen höchstens auf die jeweilige Anzahl der erfolgten Potenzierungsschritte stützen. So könnte der D30 am ehesten noch die C30 und der D200 am ehesten noch die C200 entsprechen. Diese Potenzen sind deshalb in der Tabelle in gleicher Höhe eingetragen, aber doch durch einen senkrechten Strich getrennt, da vielfach keine identische therapeutische Wirkung angenommen wird. Auch in diesem Zusammenhang dürften Modifikationen der übertragenen Strukturmuster von Bedeutung sein, die bei dezimaler und zentesimaler Potenzierung wahrscheinlich nicht in völlig gleicher Weise zustande kommen.

Die Potenzierung unlöslicher Arzneistoffe

Die Potenzierung unlöslicher Substanzen führt zum Teil zu physikalischen Überlegungen, die wichtige Rückschlüsse auf die Verhältnisse bei der Potenzierung löslicher Substanzen zulassen, so daß sie auch aus diesem Grunde hier zu erörtern ist.

Wie schon erwähnt, wird ein unlöslicher Arzneistoff zunächst im Verhältnis 1:10 oder 1:100 mit Milchzucker verrieben. Die diesbezüglichen Vorschriften des Homöopathischen Arzneibuches gewährleisten eine besonders weitgehende und gleichmäßige Zerkleinerung der Arzneipartikel. Dadurch erzielt man schon bei den ersten Verreibungen eine erhebliche *Vergrößerung der chemisch wirkenden Oberfläche.* Die Verminderung der Arzneikonzentration, die bei jedem Potenzierungsschritt erfolgt, wird bei den ersten Verreibungen durch die Vergrößerung der Arzneioberfläche wahrscheinlich nicht nur ausgeglichen, sondern überspielt. Schon seit langem betont man, daß die weitgehende Zerkleinerung und Oberflächenvergrößerung eines unlöslichen Stoffes für dessen chemische Wirkung von großer Bedeutung ist, ja seine chemische Wirkung zum Teil überhaupt erst ermöglicht. Die Anwendung der 2. oder 3., vielleicht auch noch der 4. Dezimalverreibung ist daher ebenso wie die Anwendung der entsprechenden Verschüttelungen einer löslichen Substanz als *chemisch wirkender Schwellenreiz* anzusehen.

Nach wenigen weiteren lege artis durchgeführten Verreibungsschritten ist ein unlöslicher Arzneistoff so weitgehend zerkleinert, daß eine *kolloide Zerteilung* vorliegt. Gleichzeitig vermindert sich aber die Arzneikonzentration in einem Ausmaß, daß die Voraussetzungen für eine chemisch-pharmakologische Wirkung nicht mehr gegeben sind. Die 5. oder 6., oft vielleicht schon die 4. dezimale Verreibung eines Stoffes mit Arzneikonzentrationen von 10^{-4}%, 10^{-5}% oder 10^{-6}% ist an der Regelstrecke eines biologischen Systems *chemisch unterschwellig* und damit an dieser Stelle wirkungslos. Dennoch verläßlich beobachtete Wirkungen müssen ebenso wie die Wirkungen entsprechender Verschüttelungen auf eine *informative Wirkung von Strukturelementen der Arzneimoleküle* des nunmehr bereits kolloid zerteilten Stoffes auf geeignete rezeptive Instanzen des Organismus zurückgeführt werden. In bezug auf die chemische Wirkung tiefer Potenzen und die informative Wirkung der anschließenden mittleren Potenzen zeigt sich somit kein grundsätzlicher Unterschied zwischen Verreibungen und Verschüttelungen.

Auf dem Niveau der 6. dezimalen oder der 3. zentesimalen Verreibung, in beiden Fällen bei einer Arzneikonzentration von 10^{-6}%, tritt nun ein außerordentlich beachtenswertes Phänomen auf. *Ein kolloid zerteiltes, an sich unlösliches Arzneimittel kann nach der 3. zentesimalen oder 6. dezimalen Verreibung in flüssigen Medien weiter verarbeitet werden.* Dies geht aus der homöopathischen Wirksamkeit der flüssigen Folgepotenzen hervor. Es ist daher möglich, die weitere Potenzierung mit flüssigen Medien fortzusetzen. Damit stehen alle unlöslichen Substanzen der homöopathischen Materia medica von der 8. Dezimalpotenz an [66] auch in flüssiger Form zur Verfügung. Dies ist vor allem für die Herstellung von Hochpotenzen von Bedeutung, da diese aus technischen Gründen nahezu immer in flüssigen Medien erzeugt werden müssen. Weiterhin dient die 3. zentesimale Verreibung unlöslicher, aber auch löslicher Stoffe, wie bereits angegeben, als Ausgangsmaterial für die Herstellung der LM-Potenzen. Diese sind stets Flüssigkeiten oder mit der flüssigen Potenz imprägnierte Globuli.

Die Möglichkeit, aus einer 6. dezimalen oder 3. zentesimalen Verreibung homöopathisch wirksame flüssige Folgepotenzen herzustellen, ist von großem theoretischen Interesse. Im Sinne der bisherigen Ausführungen muß man annehmen, daß die Arzneimoleküle dieser Verreibungen in den Verschüttelungen der Folgepotenzen nicht nur selbst noch informativ wirksam bleiben, solange ihre Konzentration dazu ausreicht, sondern daß zumindest während des ersten Potenzierungsschrittes im flüssigen Medium außerdem auch die nun erstmals hinzugefügten und noch unbeeinflußten flüssigen Potenzierungsmedien eine arzneispezifische, informativ wirkende Strukturveränderung erfahren. Diese Schlußfolgerung ist deshalb unausweichlich, weil die Konzentration der Arzneimoleküle zumindest bei Elementen auf den folgenden Potenzstufen rasch zur informativ unwirksamen Allgegenwartskonzentration absinkt und die informative Wirkung der Folgepotenzen daher nur mehr arzneispezifisch veränderten Potenzierungsmedien zugeschrieben werden kann. Die Prägung der Medien muß unter diesen Umständen durch die Arzneikonzentration von 10^{-6}%, allenfalls noch durch die Arzneikonzentration der nächsten Potenz erfolgt sein.

Aus diesem Sachverhalt ergibt sich eine aufschlußreiche *Folgerung für die Beurteilung des Potenzierungsvorganges bei löslichen Substanzen*, wenn dieser von Anfang an in flüssigen Medien abläuft. Wenn ein verriebener Arzneistoff in einer Konzentration von 10^{-6}% in einem flüssigen Medium arzneispezifische Strukturveränderungen verursachen kann, dann muß diese Einwirkungsmöglichkeit einem gelösten Arzneistoff in einer Konzentration von 10^{-6}% ebenfalls zugesprochen werden. Wie auf S. 110 bereits vorweggenommen, darf man daher annehmen, daß bei einer vom 1. Potenzierungsschritt an nur durch Verschüttelungen vorgenommenen Potenzierung *die arzneispezifische Beeinflussung der Strukturen der flüssigen Potenzierungsmedien durch Strukturelemente der Arzneimoleküle bis zur Arzneikonzentration der 6. Dezimalpotenz gegeben* ist und nicht nur während der ersten Potenzierungsschritte bei stärkeren Arzneikonzentrationen auftritt. In der Tabelle der Abb. 14 ist deshalb von der Konzentrationsbezeichnung 10^{-6}% nochmals ein schräger Pfeil nach rechts eingetragen, der die letzte theoretisch begründete Informationsübertragung von den Arzneimolekülen auf die flüssigen Medien abbildet. Bis zu diesem Konzentrationsniveau verursachen demnach die informativen Strukturen der Arzneimoleküle und die informativen Strukturen der flüssigen Medien der Vorpotenzen gemeinsam die informativen Strukturen in den Medien der Folgepotenzen.

Höher potenzierte Verreibungen

Während die Verarbeitung der 6. dezimalen Verreibung zu flüssigen Folgepotenzen, um jetzt nur die dezimalen Verreibungen in Betracht zu ziehen, die beschriebene interessante Folgerung nahelegt, führen die über die 6. dezimale Verreibung hinaus fortgesetzten Verreibungen zu neuen Problemen. Zahlreiche Arzneien verwendet man auch in der 12. dezimalen Verreibung, meist in Form von Tabletten, die aus dem Pulver dieser Verreibungen gepreßt werden. Soweit es sich dabei um Zubereitungen aus Elementen handelt, wie etwa bei Cuprum metallicum oder bei Sulfur, sind die Moleküle dieser Elemente in der 12. dezimalen Verreibung rechnerisch nur in ihrer Allgegenwartskonzentration enthalten und damit nach den obigen Überlegungen wirkungslos. Ähnlich wie bei den flüssigen Potenzierungsmedien erhebt sich daher die Frage, inwieweit auch das feste Potenzierungsmedium, nämlich der Milchzucker, während der Verreibungen durch den innigen Kontakt mit dem Arzneistoff ebenfalls arzneispezifische Strukturveränderungen erfährt und inwieweit diese während der weiteren Verreibungsschritte an die neu hinzugefügten Mengen des festen Mediums weitergegeben werden. *Leeser* hielt es bereits vor längerer Zeit für möglich, daß die Arzneistoffe an den Milchzuckerkristallen „Umlagerungen induzieren" [67]. Heute sind die strukturellen Veränderungen von Kristallen durch Einwirkungen aus ihrer Umgebung weitgehend untersucht, und die Prägung von Festkörpern ist ein definierter physikalischer Begriff [68]. Damit sind aber auch arzneispezifische Prägungen denkbar. Freilich muß man darüber hinaus bei überzeugenden Wirkungen von Verreibungen höherer Potenzstufen auch die Weitergabe arzneispezifischer Strukturveränderungen von den Milchzuckerkristallen der Vorpotenzen auf die Milchzuckerkristalle der Folgepotenzen postulieren.

Zusammenfassung der Hypothese zur Potenzierungsphysik

Mit der dargelegten Hypothese über die physikalischen Vorgänge während der Potenzierung und die informative Wirkung molekularer Strukturelemente lassen sich die Erfahrungen der Homöopathie mit den Erkenntnissen der Physik und der Pharmakologie in Einklang bringen. Die Auffassungen stehen in keinem Punkte im Widerspruch zu den derzeitigen wissenschaftlichen Anschauungen. Die Hypothese umfaßt folgende Aspekte:

1. *Chemische Schwellenreize.* Bis zur 3. oder 4. Dezimalpotenz wirken die Arzneien bei einer homöopathischen Behandlung als chemische Schwellenreize, welche sekundär die therapeutisch wirksamen Gegenregulationen auslösen.

2. *Informative Wirkungen.* Von der 4. oder 5. Dezimalpotenz an ist anzunehmen, daß die potenzierten Arzneien an den Systemen des Organismus chemisch unterschwellig und daher chemisch-pharmakologisch wirkungslos sind. Dennoch mit Sicherheit durch diese oder höhere Potenzen erzielte Wirkungen muß man deshalb auf informative Wirkungsmechanismen und informativ induzierte therapeutische Gegenregulationen zurückführen, da keine andere Alternative denkbar ist.

3. *Informationen der Arzneimoleküle.* Auf den Stufen der 4. oder 5. Dezimalpotenz und auf den Stufen der unmittelbar folgenden Potenzen ist anzunehmen, daß die informativen Arzneiwirkungen von Strukturelementen der Arzneimoleküle ausgehen.

4. *Folgerungen aus der Gegebenheit der Allgegenwartskonzentrationen.* Mehrere anorganische Arzneistoffe, vor allem Elemente, besitzen Allgegenwartskonzentrationen von mindestens 10^{-10}%. Auf dem Niveau ihrer Allgegenwartskonzentrationen können den Molekülen dieser Stoffe keine informativen Arzneiwirkungen mehr zugesprochen werden. Andernfalls müßte auch ein Schluck Wasser die homöopathische Wirkung etwa der 10. Dezimalpotenz eines jeden dieser allgegenwärtigen Stoffe aufweisen.

5. *Folgerungen aus der Gegebenheit der Loschmidtschen Zahl.* Relativ große Moleküle organischer Arzneistoffe, die keine Allgegenwartskonzentration besitzen, können möglicherweise auch noch in Konzentrationen unter 10^{-10}% informativ auf einen Organismus wirken. Der Sachverhalt, den die *Loschmidt*sche Zahl kennzeichnet, setzt aber nicht nur jeder Verdünnung von Arzneistoffen, sondern auch jeder informativen Wirkungsmöglichkeit von Arzneikonzentrationen eine absolute Grenze.

6. *Informationen der Potenzierungsmedien.* Wenn Arzneistoffe mit Allgegenwartskonzentrationen auch noch auf diesem Konzentrationsniveau oder Stoffe ohne Allgegenwartskonzentration in der 30. oder 200. Potenz gesicherte Arzneiwirkungen erkennen lassen, dann können diese Wirkungen nicht mehr auf Informationen zurückgeführt werden, die von Arzneimolekülen ausgehen. Es sind arzneispezifische und informativ wirkende Strukturveränderungen an den Potenzierungsmedien zu postulieren, welche während der ersten Potenzierungsschritte durch die noch ausreichend konzentriert vorhandenen Arzneimoleküle an den Medien-

strukturen verursacht und von diesen an die Medien der Folgepotenzen weitergegeben wurden, so daß die Potenzierungsmedien nun selbst informative arzneiliche Eigenschaften besitzen.

7. *Informationsübertragungen von den Arzneimolekülen auf die Potenzierungsmedien.* Zum Teil gestützt auf die Ergebnisse der Lösungsphysik und der Festkörperphysik wird angenommen, daß flüssige und feste Potenzierungsmedien vom 1. Potenzierungsschritt an durch die Einwirkung der Arzneimoleküle arzneispezifische Strukturveränderungen erfahren. Aufgrund der Möglichkeit, aus Verreibungen mit einer Arzneikonzentration von $10^{-6}\%$ flüssige Folgepotenzen herzustellen, wird angenommen, daß Arzneimoleküle auch noch auf diesem Konzentrationsniveau arzneispezifische Strukturveränderungen in den Potenzierungsmedien hervorrufen können, während diese Informationsübertragung auf dem Niveau einer Allgegenwartskonzentration nicht mehr gegeben sein kann.

8. *Informationsübertragungen von den Medien der Vorpotenzen auf die Medien der Folgepotenzen.* Bei der Potenzierung ist neben der arzneispezifischen strukturellen Beeinflussung der Potenzierungsmedien durch die Arzneimoleküle auch noch eine gleichsinnige Beeinflussung der Potenzierungsmedien durch die bereits arzneispezifisch veränderten Medien der Vorpotenzen zu postulieren. Denn wenn eine Beeinflussung der Potenzierungsmedien durch Arzneimoleküle auf dem Niveau von Allgegenwartskonzentrationen oder bei hohen Potenzen nicht mehr denkbar ist, können es nur mehr die Struktur- und Informationsübertragungen von den Medien der Vorpotenzen auf die Medien der Folgepotenzen sein, welche eine informative Arzneiwirkung der Folgepotenzen ermöglichen.

9. *Informationsverarbeitungen im Organismus.* Unter der Voraussetzung einer gesicherten Wirksamkeit ist bei homöopathischen Behandlungen mit höheren und hohen Potenzen anzunehmen, daß der Organismus die von den Arzneimolekülen in den Potenzierungsmedien verursachten und von diesen an die Folgepotenzen weitergegebenen informativen Strukturveränderungen ebenso als arzneispezifisch „erkennt" und verarbeitet, wie er bei Behandlungen mit tieferen Potenzen die informativen Strukturelemente der unmittelbar einwirkenden Arzneimoleküle „erkennt" und verarbeitet.

10. *Informative Arzneitherapie.* Homöopathische Behandlungen mit Potenzen bis zur 3. oder 4. dezimalen Verarbeitungsstufe sind als Chemotherapie mit konsensuell wirkenden Schwellenreizen aufzufassen. Behandlungen mit Potenzen, bei deren Herstellung mehr als 4 oder 5 dezimale Verarbeitungsschritte erfolgten, sind unter den genannten Voraussetzungen als informative Arzneitherapie zu bewerten, wobei zunächst Strukturelemente der Arzneimoleküle selbst, bei höheren Potenzen Strukturelemente der Potenzierungsmedien als Informationsträger anzusehen sind.

Hinsichtlich der genannten Potenzstufen wird diese Hypothese wohl noch Korrekturen erfahren müssen. Die *grundsätzliche Gliederung* der potenzierten Arzneien in Zubereitungen *mit chemischer Wirkung*, Zubereitungen *mit informativer Wirkung der Arzneimoleküle* und Zubereitungen *mit informativer Wirkung der Potenzierungsmedien* dürfte aber unumgänglich sein. Es wird die Aufgabe naturwissenschaftlicher Spezialisten sein, die zahlreichen Einzelfragen aufzugreifen und durch konkrete Daten zu klären.

Zur Bezeichnung der Potenzen

Die potenzierten Arzneien stehen nach der vorgelegten Auffassung hinsichtlich der arzneilich wirkenden Parameter in 3 Gattungen zur Verfügung. Wenn sich die Gliederung in Potenzen mit chemischer Wirkung, Potenzen mit informativer Wirkung des Arzneistoffes und Potenzen mit informativer Wirkung der Potenzierungsmedien als haltbar erweisen sollte, dann dürfte auch die Einteilung in tiefe, mittlere und hohe Potenzen neu zu definieren sein.

Als tiefe Potenzen gelten heute etwa die 1. bis 6. Dezimalpotenz. Wenn aber eine 4., spätestens aber eine 5. oder 6. Dezimalpotenz nicht mehr als chemischer Schwellenreiz wirkt, ist diese Gruppe der tiefen Potenzen uneinheitlich. Man könnte den Begriff der tiefen Potenzen auf *chemisch wirkende Zubereitungen* bis zur 3., allenfalls bis zur 4. Dezimalpotenz beschränken.

Als *mittlere Potenzen* bezeichnet man heute meist etwa die 8. bis 15. Dezimalpotenz. Man könnte diesen Begriff für Zubereitungen verwenden, bei welchen die *informative Wirkung der Arzneimoleküle* im Vordergrund steht. Es wäre dann wahrscheinlich schon die 4., sicher aber die 6. Dezimalpotenz als mittlere Potenz einzustufen. Bei Arzneimitteln ohne Allgegenwartskonzentration werden auch noch Zubereitungen bis etwa zur 12. Dezimalpotenz in diese Gattung fallen.

1. Chemische Wirkung von Schwellreizen	Ø bis D 3 (oder etwa D 4)
2. Informative Wirkung von Strukturelementen der Arzneimoleküle	von etwa D 4 bis etwa D 6 (oder D 8)
3. Informative Wirkung von arzneispezifisch veränderten Strukturelementen der Potenzierungsmedien	zumindest bei Stoffen mit Allgegenwartskonzentration ab etwa D 8

Abb. 15: Die drei verschiedenen homöopathischen Wirkungsmechanismen und die postulierten entsprechenden annähernden Potenzbereiche

Als *hohe Potenzen* gelten heute die 30., die 200. und noch höhere Dezimal- und Zentesimalpotenzen, sowie die LM-Potenzen. Man orientiert sich bei dieser Bewertung noch an der *Loschmidt*schen Zahl. Es wäre sinnvoll, alle Zubereitungen, bei welchen eine *informative Wirkung der arzneispezifisch veränderten Potenzierungsmedien* anzunehmen ist, als Hochpotenzen zusammenzufassen. Dann wäre aber auch die 10. und 12. Dezimalpotenz zahlreicher Stoffe bereits eine Hochpotenz. In den vorangegangenen Ausführungen wurden daher diese Potenzen der 10. und 12. Verarbeitungsstufe vor allem bei Stoffen mit Allgegenwartskonzentration als „höhere" Potenzen gekennzeichnet und den klassischen Hochpotenzen an die Seite gestellt.

Die chemische und die informativen Potenzwirkungen am Beispiel von Secale cornutum

Zur Illustration der 3 Möglichkeiten homöopatischer Potenzwirkung folgen nun 3 Beispiele von Behandlungen peripherer Durchblutungsstörungen mit Zubereitungen von Secale cornutum.

Secale cornutum, das Mutterkorn, verursacht u. a. Kontraktionen der glatten Muskulatur der Blutgefäße und damit eine Verengung ihrer Lumina. Dadurch entsteht eine *verminderte Durchblutung* der betroffenen Gebiete, die bei chronischen Vergiftungen bis zu einer Gangrän peripherer Körperteile führen kann. In den befallenen Bereichen wird zunächst Kribbeln und „Ameisenlaufen" sowie ein Gefühl von „Pelzigkeit" oder „Taubheit" verspürt. Die oft schon gleichzeitigen Schmerzen sind brennend und verschlimmern sich trotz objektiver Kälte in der warmen Luft und bei warmem Zudecken. Andererseits werden die Schmerzen manchmal durch Eintauchen des erkrankten Gliedes in heißes Wasser gelindert [69]. In seltenen Fällen ist die beginnende Gangrän von Abszeßbildungen begleitet [70].

Diese toxikologischen Erfahrungen geben Hinweise für die homöopathische Einsatzmöglichkeit von Secale cornutum. Nach dem therapeutischen Ähnlichkeitssatz bildet die Kenntnis der Prozesse, die ein Pharmakon im beschwerdefreien Organismus hervorrufen kann, die Grundlage für die homöopathische Verwendung dieses Pharmakons bei formal ähnlichen Krankheitsprozessen. Das ähnlich wirkende Pharmakon wird als entsprechend dosierte zusätzliche Störgröße eingesetzt, welche die therapeutischen Gegenregulationen auslöst. In diesem Sinne ist Secale cornutum ein häufig verwendetes Mittel *gegen verminderte Durchblutung* peripherer Körperteile nach verschiedenen Ursachen.

Eine unerläßliche Voraussetzung für die therapeutische Wirksamkeit von Secale cornutum bei peripheren Durchblutungsstörungen ist die ausreichende Ähnlichkeit zwischen Krankheitsbild und Arzneimittelbild. Dies betrifft auch die subjektiven Symptome sowie verschlimmernde und bessernde Umstände, die aus der Toxikologie bekannt sind, und die auch beim Kranken wenigstens teilweise vorliegen müssen. Unter diesen Umständen bewährt sich Secale cornutum in einer pharmakologisch völlig ungewohnten Weise bei vergleichbaren Indikationen nicht nur in der 3. Dezimalpotenz als chemischer Schwellenreiz, sondern auch in der 12. Dezimalpotenz, offenbar über die oben beschriebene informative Wirkung der Arzneimoleküle, sowie in der 200. Potenz, wohl über die postulierte informative Wirkung arzneispezifisch veränderter Potenzierungsmedien.

Tiefe Potenzen. P. Mössinger veröffentlichte eine statistisch ausgewertete Studie über die Wirksamkeit von Secale cornutum D3 bei Brachialgia paraesthetica nocturna [71].

Die Versuchsreihe umfaßt nur Fälle, in welchen die Patienten das Gefühl der „Pelzigkeit" deutlich angegeben hatten. Es wurden vorwiegend dreimal täglich 5 Tropfen der 3. Dezimalpotenz gegeben. Vereinzelt ließ *Mössinger* auch die 2. oder die 1. Dezimalpotenz nehmen, die letztgenannte aber nur mit mehrtägigen arzneifreien Intervallen. Von 53 verwertbaren Fällen wurden 42 (etwa 80%) deutlich gebessert, während sich unter Plazebo von 27 Fällen nur 7 (etwa 26%) deutlich besserten. Drei unter Plazebo fraglich gebesserte Fälle ließen sich anschließend durch Secale cornutum deutlich bessern. Von 17 unter Plazebo nicht gebesserten Fällen erschienen nach einer anschließenden Behandlung mit Secale cornutum nur 13 zur Kontrolle, von welchen 11 deutlich gebessert waren.

Die Versuchsreihe beweist die therapeutische Wirksamkeit tiefer Potenzen von Secale cornutum bei der untersuchten Indikation. Die verwendeten Potenzen D3, D2 und D1 sind als *chemische Schwellenreize* einzustufen.

Mittlere Potenzen. H. Kant berichtete über eine Patientin mit beginnender Endangitis im Bereich des rechten Vorfußes. Da eine stationäre Behandlung aus Furcht vor einer Amputation abgelehnt wurde, erfolgte eine Behandlung mit intravenösen Injektionen von Secale cornutum D12. Nachdem die subjektiven Beschwerden behoben waren und auch die röntgenologischen Gefäßdarstellungen befriedigende Befunde ergeben hatten, wurde die Behandlung mit Secale cornutum D4 per os fortgesetzt [72].

Die 61jährige Frau, zu der *Kant* im November 1975 gerufen wurde, gab an, seit Tagen im rechten Fuß furchtbare Schmerzen zu verspüren. Der Vorfuß, besonders aber die 2. und 3. Zehe waren etwas anämisch und bläulich verfärbt. Spontan und bei Palpation traten brennende Schmerzen auf. Außerdem bestand Prickeln und Taubheitsgefühl. Mitunter wurde die warme Bettdecke nicht vertragen, aber auch längere Kälte führte zu Schmerzen. Es handelte sich um eine beginnende Endangitis. Da die Frau eine Spitalsbehandlung entschieden ablehnte und das Krankheitsbild dem Arzneimittelbild von Secale cornutum sehr gut entsprach, wurde aufgrund persönlicher Erfahrungen mit täglichen intravenösen Injektionen von Secale cornutum D12 begonnen. Schon etwa 3 Minuten nach der ersten Injektion gab die Patientin spontan eine subjektive Besserung an. Am 5. Tag konnte sie bereits einen 1 km langen Weg zu Fuß zurücklegen, allerdings mit Pausen. Nachdem die Injektionen 4 Wochen lang fortgesetzt worden waren, konnte die Frau Spaziergänge bis zu 1 km ohne Unterbrechung machen. Um die Wirksamkeit des Medikaments zu dokumentieren, wurde eine röntgenologische Gefäßdarstellung vor und nach einer Injektion von Secale cornutum vorgenommen. Nach der Injektion zeigte sich eine deutliche Erweiterung der Gefäße im Bereich des Unterschenkels und des Fußes, die den Röntgenologen überraschte. Im Januar 1976 waren die Injektionen nicht mehr erforderlich. Die Patientin erhielt nun Secale cornutum D4 per os. Im Mai 1976 zeigte eine nochmalige Gefäßdarstellung befriedigende Verhältnisse.

Die verwendete 12. Dezimalpotenz, wahrscheinlich aber auch die anschließend eingesetzte 4. Dezimalpotenz kann nicht mehr als chemischer Schwellenreiz bezeichnet werden, man muß vielmehr eine *informative Wirkung der Arzneimoleküle* annehmen.

Eine Hochpotenz. D. Berndt konnte bei ein und derselben Patientin je ein Panaritium mit und ohne Einsatz von Secale cornutum C200 vergleichen. Das erste Panaritium trat am rechten Zeigefinger auf und wurde von einem vertretenden Kollegen nach der Nagelentfernung und Inzision mit einem Antibiotikum behandelt. Der Heilungsverlauf war langwierig, und es kam zu einer Hammerstellung des Endgliedes. Ein Jahr später zeigten sich dieselben Erscheinungen am linken Zeigefinger. Nach einer Gabe Secale cornutum C200 bildete sich ein Abszeß, der am 3. Behandlungstag spontan aufbrach und rasch abheilte [73].

Ein 20jähriges Bauernmädchen erschien am Tag vor Urlaubsbeginn mit einer Paronychie des rechten Zeigefingers. Es bestand Kribbeln und Taubheitsgefühl im ganzen Finger, der bläulich verfärbt war. Der vertretende Kollege, dem *Berndt* die Patientin übergeben mußte, zog einen Chirurgen zu Rate. Außer einer Nagelentfernung mußte noch eine kleine Inzision vorgenommen werden. Der Unterarm wurde ruhig gestellt und ein Antibiotikum verabreicht. Im Verlaufe von 3 Monaten kam es zu einer narbigen Heilung mit Hammerstellung des Endglieds. Nach einem Jahr zeigte dieselbe Patientin den gleichen Initialbefund am linken Zeigefinger. Zusätzlich bemerkte sie, daß sie trotz des Brennens örtlich Wärme anwenden müsse, um den Schmerz zu lindern. Sonst könne sie es aber nicht kühl genug haben, z. B. im Wohnraum. Nun erhielt die Patientin 1 Gabe Secale cornutum C200. Außerdem wurde die Hand auf eine Schiene gelegt. Die Schmerzen vergingen nach 2 Stunden. Am nächsten Tag bildete sich ein oberflächlicher Abszeß am Nagelsaum, der am übernächsten Tag aufbrach. Am 5. Tag war kaum noch etwas Pathologisches zu sehen.

Die Wirksamkeit der verwendeten 200. Zentesimalpotenz kann man nur auf eine *informative Wirkung der Potenzierungsmedien* zurückführen.

3. Die höher potenzierten Arzneien sind als Informationsträger zu bewerten

Die arzneiliche Information

Wie immer man sich zu den Einzelheiten der dargestellten Hypothese über die informativen Wirkungen von Strukturelementen der Arzneimoleküle und der arzneispezifisch veränderten Potenzierungsmedien stellen mag, eines ist sicher, mittlere und hohe Potenzen können nicht als chemisch wirkende Pharmaka angesehen werden. Da es im Falle richtig beobachteter medikamentöser Wirkungen *keine andere Alternative* gibt, muß man potenzierte Arzneien dieser Bereiche grundsätzlich in die Kategorie der Signale im Sinne von Informationsträgern einordnen und informative Wirkflüsse annehmen. Dabei sind die Begriffe Signal und Information streng genommen nicht identisch. Das Signal stellt vielmehr das materielle System dar, welches eine Information trägt oder vermittelt, wie dies aus den folgenden Ausführungen hervorgehen wird. Diese Auffassung der potenzierten *Arzneien als Träger von Arzneiinformationen* ist bei gesicherten therapeutischen Erfolgen in dieser allgemeinen Formulierung *eine Denknotwendigkeit* und keine Hypothese.

Es erweist sich als erforderlich, den Begriffen des chemisch wirkenden Arzneistoffes und der chemischen Arzneitherapie die Begriffe der *Arzneiinformation* und der *informativen Arzneitherapie* an die Seite zu stellen. Der Begriff der Arzneiinformation ist zwar heute noch kaum gebräuchlich, seine Verwendung wird aber erleichtert, wenn man eine ähnliche Begriffs- und Wortbildung aus der Immunitätslehre in Betracht zieht. Hier spricht man bei einem teilweise vergleichbaren Sachverhalt gelegentlich von Antigeninformation. Auch Antigene wirken oft in so geringen Konzentrationen auf den Organismus, daß eine chemische Wirkung nicht mehr in Betracht kommt. Es sind vielmehr Informationen, welche von den molekularen Strukturen der Antigene ausgehen und auf noch nicht völlig geklärten Wegen die antikörperbildenden Systeme des Organismus beeinflussen [74]. So verschieden die Reaktionen nach Antigeninformationen und Arzneiinformationen auch sind, beiden Fällen ist doch gemeinsam, daß molekulare Strukturelemente der Umwelt Informationen tragen, die von bestimmten Organismen aufgenommen und weiter verarbeitet werden.

Materie – Energie – Information

Eine der wichtigsten Aussagen der Informationstheorie ist die Feststellung, daß eine Information weder ein materielles noch ein energetisches Phänomen darstellt, wenngleich jede Information eines materiellen oder energetischen Trägers bedarf. Man kann daher Information gewissermaßen als *dritte Fundamentalgröße* [75] neben Materie und Energie auffassen. *N. Wiener* formulierte 1948 den lapidaren Satz: „Information is information, not matter or energy. No materialism which does not admit this can survive at the present day.“ Ebenso wie im vorigen Jahrhundert die physikalische Energie als das Gemeinsame von Arbeit, Licht, Wärme, Magnetismus und dergleichen erkannt wurde, so erkennt man heute die Information als das Gemeinsame von Nachricht, Signal, Zeichen, Meßwert und dergleichen. Das vorige Jahrhundert erarbeitete die Gesetze der quantitativen Beziehungen zwischen Ursachen und Wirkungen. Heute faszinieren die Gesetze der informativen Kommunikationen in technischen, biologischen und sozialen Systemen.

Der Informationsbegriff

Das Verständnis des Informationsbegriffes wird dadurch erschwert, daß er mit zwei verschiedenen Inhalten gebraucht wird [76]. *Der mathematische Informationsbegriff* erfaßt nur den quantitativen Aspekt einer Information ohne Rücksicht darauf, ob eine Information richtig oder falsch ist, ob sie verstanden wird oder ob sie überhaupt etwas aussagt. Es wird lediglich die *Zahl der Auswahlentscheidungen* zwischen je zwei Möglichkeiten untersucht, die eine Information beinhaltet. Diese Zahl bildet ein Maß für den sogenannten Informationsgehalt oder die *Informationsmenge.* Die verwendete Meßeinheit ,,bit" (binary digit) bedeutet Binärentscheidung. Dieser mathematische Informationsbegriff, der vom Empfänger völlig absieht, wird hier nicht weiter dargestellt. Er besitzt für die Homöopathie zumindest vorläufig auch deshalb kaum eine Bedeutung, weil die Anzahl aller bei einer homöopathischen Arzneiwahl in Frage kommenden Nachrichtenelemente, deren Kenntnis für Berechnungen erforderlich wäre, noch nicht abschätzbar ist.

Unabhängig davon findet *der umgangssprachliche Informationsbegriff* weiterhin Verwendung und ist auch in den biologischen Wissenschaften gebräuchlich. Hier ist die Information immer *auf einen Empfänger bezogen,* für welchen sie eine *Informationsbedeutung* besitzt, die nicht ohne weiteres quantifizierbar ist. In diesem Sinne ist auch der Begriff der Arzneiinformation eher umgangssprachlich zu verstehen.

Signale als Informationsträger

Jede Information muß durch ein oder mehrere Signale getragen und übertragen werden. Unter diesen Begriff des Signals fallen nicht nur optische und akustische Signale sowie Tonbandaufzeichnungen, Lochstreifen, Funksignale und andere physikalische Einwirkungen, sondern auch chemische Informationsträger wie etwa Riechstoffe. An jedem Signal sind stets zwei Gegebenheiten zu unterschieden, einerseits ein *materielles System,* welches dem Signal zugrunde liegt, andererseits der spezielle *Ord-*

nungszustand, welcher den materiellen Zustand oder Prozeß erst zum Signal erhebt. Dieser Ordnungszustand eines Signals ist jeweils durch eine oder mehrere Meßgrößen bestimmt. Es sind dies die Signaldimensionen oder *Informationsparameter.* Selbstverständlich wird der Ordnungszustand eines materiellen Systems erst dann zum Signal und Informationsträger, wenn er in ein übergeordnetes System eingefügt ist, in welchem informative Kommunikationen möglich sind.

Folgende Beispiele mögen diesen Aufbau der Signale und Informationsträger verdeutlichen und damit auch das Verständnis der Arzneiinformation erleichtern. Bei einer Verkehrsampel bildet das physikalische Phänomen des Lichtes das zugrunde liegende materielle System. Durch den Ordnungszustand bestimmter Wellenlängen und der zugehörigen beispielsweise grünen Farbempfindung sowie durch eine ordnungsgemäße Formung und Aufstellung der Ampel wird dieses System für einen vorbereiteten Empfänger zum Signal und Informationsträger. Bei Schriftzeichen ist in dem Papier und der Druckfarbe ein materielles System zu sehen, das durch spezielle Formgebungen für den Kundigen einen Informationsträger darstellt. In gleicher Weise können aber auch die Atome und ihre möglichen Bindungen als ein materielles System betrachtet werden, das im Ordnungszustand einer bestimmten molekularen Konfiguration zu einem Signal, eventuell zu einem Arzneisignal und für einen vorbereiteten Empfänger zu einer Arzneiinformation wird.

Das Zurücktreten der quantitativen Dosis-Effekt-Beziehungen

Informativ wirkende Moleküle dürfen jedoch nicht den biochemisch, etwa nach Art der Hormone wirkenden Stoffen gleichgestellt werden. Zwar bezeichnet man auch die Hormone oft als Botenstoffe und Informationsträger, dies aber in einem sehr weit gefaßten Sinn dieser Wörter. Denn die Wirkung der Hormone hängt auch wesentlich von der Menge und Konzentration ab, mit welcher sie das Zielorgan beeinflussen. Aber gerade dieser Umstand, *die gesetzmäßige quantitative Beziehung zwischen Dosis und Effekt fehlt* bei Signalwirkungen und Informationsflüssen, wenn man diese Begriffe *im engeren und strengen Sinn* versteht, wie es in dieser Studie ausschließlich der Fall ist. So haben die quantitativen Eigenschaften einer Verkehrsampel, ihre Größe und Lichtintensität in gewissen Grenzen keinen maßgebenden Einfluß auf das Fahrverhalten der Verkehrsteilnehmer. Entscheidend sind fast nur die zunächst qualitativen Eigenschaften der Farbe, der Form und des Ortes der Lichterscheinung. Insbesondere besteht keinerlei gesetzmäßige quantitative Beziehung zwischen Größe und Leuchtkraft einer Ampel und der Anzahl, Größe und Geschwindigkeit der Fahrzeuge, die sich nach Erscheinen des grünen Lichtes in Bewegung setzen. Die quantitativen Werte der erzielten Wirkung beruhen ausschließlich auf der gegebenen Verkehrssituation, dem Reaktionsvermögen und Ermessen der Fahrer und der Leistungsfähigkeit der Maschinen. *Die Quantitäten der Wirkung werden nicht von den Quantitäten des einwirkenden Signals, sondern nur von den Voraussetzungen auf der Empfängerseite bestimmt.* Dasselbe gilt für Schriftzeichen. Ihre Dimensionen stehen in keinerlei quantitativem Zusammenhang mit den Ausmaßen der Aktionen oder Emotionen, welche sie bei bestimmten Empfängern auslösen können. Für die Wirkung molekularer Signale bietet die Biologie der Schmetterlinge ein bekanntes Beispiel. Schmetterlingsmännchen vermögen die Anwesenheit eines Weibchens ihrer Art auf große Entfernungen zu riechen. Auch hier tritt die Bedeutung der Quantität des Riechstoffes, die mit zunehmender Entfernung rasch bis zu verschwindend kleinen Substanzmengen absinkt, stark zurück. Wenn der Riechstoff nur überhaupt wahrnehmbar ist, bewirken schwächste und stärkere Konzentrationen bei einem Schmetterlingsmännchen zur Zeit der Paarung dieselben Reaktionen in demselben Ausmaß.

Nach diesen Bemerkungen gewinnt auch der Begriff der Arzneiinformation an Deutlichkeit. Arzneispezifische molekulare Strukturen stellen Ordnungszustände materieller Systeme dar. Für ansprechbare Empfänger können diese Ordnungszustände unter bestimmten Voraussetzungen Arzneisignale bedeuten. Die Voraussetzungen, welche in einem Organismus gegeben sein müssen, damit er auf diese Signale und ihre Informationen reagiert, werden im Kapitel über die Signal- und Informationsverarbeitungen erörtert.

Unter diesen Umständen werden die quantitativen Besonderheiten der homöopathischen Therapie zunächst im Bereich mittlerer Potenzen, bei welchen noch mit einer Signalwirkung der Arzneimoleküle zu rechnen ist, einsichtig, und mit größter Wahrscheinlichkeit trifft folgende Aussage zu: *Mittlere Potenzen sind Arzneisignale, bei deren Anwendung die Quantität der Wirkungen nicht so sehr von der Anzahl der einwirkenden Arznei-*

moleküle, sondern in erster Linie von den Voraussetzungen im Organismus bestimmt wird.

Signalübertragungen auf Potenzierungsmedien

Bei hohen Potenzen tritt eine weitere Eigentümlichkeit informativer Wirkflüsse ins Blickfeld. Es besteht nämlich häufig und bei den verschiedensten Arten von Signalflüssen die Möglichkeit einer Signalübertragung auf andere materielle Systeme, ehe das Signal schließlich den Empfänger erreicht. Die Abb. 16 gibt diese Verhältnisse wieder. Der sogenannte Signalflußweg führt in derartigen Fällen über mehrere materielle Systeme, wobei *der Ordnungszustand eines Signals von dessen materiellem System in entsprechender Form auf ein anderes geeignetes materielles System übertragen wird.* Häufig ist auch eine *Speicherung des Signals* möglich.

Als Beispiel können Übertragungen und Speicherungen eines akustischen Signals dienen. Dieses ist zunächst durch den Ordnungszustand der Luftschwingungen gegeben. Es kann aber auf eine Schallplatte oder ein Magnetband übertragen und auf diese Weise sogar gespeichert werden. Teile der materiellen Systeme der Schallplatte oder des Magnetbandes nehmen dabei einen dem ursprünglichen Signal entsprechenden Ordnungszustand an. Um an einem Empfänger eine Wirkung auszulösen, muß das Signal in diesem Falle allerdings nochmals auf Luftschwingungen übertragen werden.

Nach den Ausführungen des vorigen Kapitels ist es nun denkbar und nicht von vornherein auszuschließen, daß in grundsätzlich vergleichbarer Weise auch der Ordnungszustand eines Arzneisignals auf das materielle System eines Lösungs- und Verschüttelungsmittels weitgehend übertragen werden kann und auch in dieser Form vom Organismus unter geeigneten Voraussetzungen als arzneispezifischer Ordnungszustand erkannt und verarbeitet wird. Dies wäre eine *Übertragung eines Arzneisignals von molekularen Strukturen des Arzneistoffes auf molekulare Strukturen des Potenzierungsmediums.* Diese Annahme erfordert nicht sogleich eine Definition der informativen Parameter des Arzneistoffes und der aufnahmefähigen Parameter des Potenzierungsmediums, deren Auffindung freilich Ziel künftiger Forschungen werden muß. Wenn sich Hochpotenzwirkungen tatsächlich erzielen lassen, kann man formulieren: *Hochpotenzen sind Arzneisignale, bei welchen das Potenzierungsmedium das materielle System darstellt und der informative Ordnungszustand von Arzneimolekülen auf dieses übertragen wurde.* Die Quantität der Wirkungen wird ebenso wie bei mittleren Potenzen in erster Linie von den Voraussetzungen im Organismus bestimmt.

Die Beobachtung, daß bei homöopathischen Behandlungen mit mittleren und hohen Potenzen keine gesetzmäßigen quantitativen Beziehungen zwischen Potenzhöhen und Wirkungen bestehen, spricht unter diesen Umständen keineswegs gegen eine materielle medikamentöse Wirkung dieser Potenzen. Sie spricht nur gegen eine chemisch-pharmakologische Wirkung gewohnter Art und kennzeichnet die höher potenzierten Arzneien, sofern ihre Wirkungen gesichert sind, auch von diesem Gesichtspunkt aus als Signale und Informationsträger im strengen Sinne dieser Begriffe.

Historischer Rückblick

Es war wohl *O. Leeser,* der in den sechziger Jahren als erster nicht nur arzneispezifische Strukturveränderungen an den Potenzierungsmedien, sondern auch das Prinzip der Signalübertragung vom Arzneistoff auf die Potenzierungsmedien und die informative Art der Signalwirkung ins Auge faßte. Damit sich seine Leser eine Arzneiwirkung „losgelöst vom Ausgangsstoff" vorstellen konnten, erläuterte er seine Ansicht durch folgendes Beispiel: Auch „für einen Gedankengang, den man aus einem Buche auf sich einwirken läßt, hat die Person des Autors keine Bedeutung mehr; die Sätze im Buch sind das Vehikel" [77]. Obwohl *Leeser* die Begriffe der Signalübertragung und der informativen Signalwirkung nicht ausdrücklich gebraucht, ist doch zweifellos diese Art der Kommunikation gemeint. Vom Arzneimolekül als Informationsquelle kann man ebenso wie vom Autor als Informationsquelle absehen. Unabhängig von der Informationsquelle können die sekundären arzneispezifischen Strukturen der Medien ebenso wie die Sätze eines Buches Information übertragen.

In einer historischen Studie zu diesem Thema wies *D. S. Rawson* [78] darauf hin, daß außer *O. Leeser* auch der englische Physiker *G. Barnard* bereits 1965 annahm, daß die Arzneimoleküle in den Potenzierungsmedien Strukturveränderungen mit arzneispezifischen informativen Eigen-

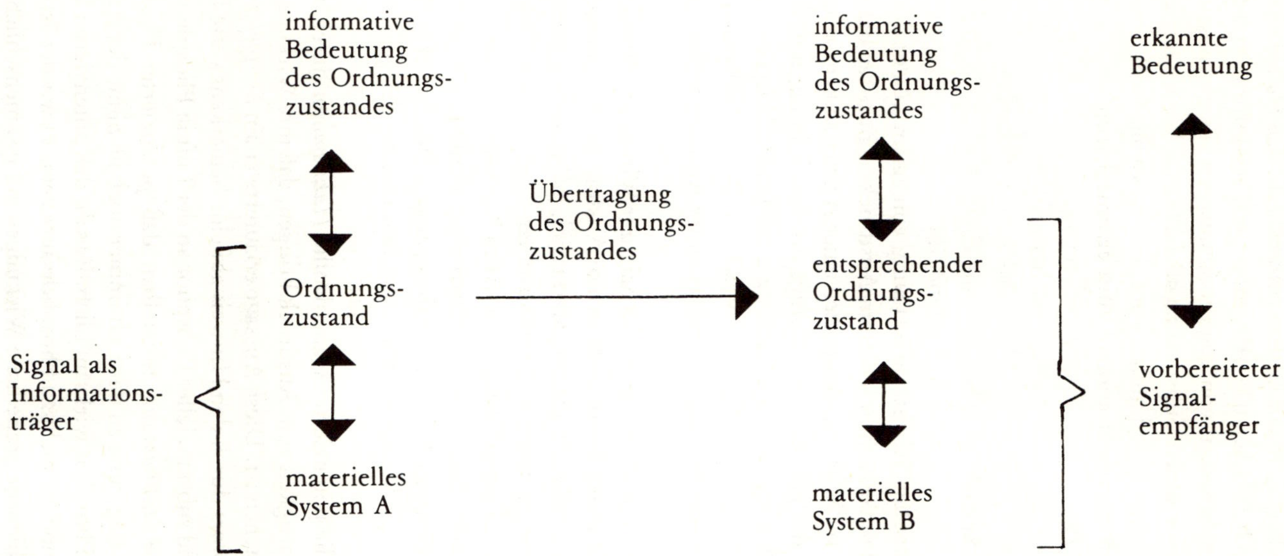

Abb. 16: Informative Kommunikation nach Signalübertragung

schaften verursachen. *Barnard* kam zu dem Schluß, daß *Hahnemann* gewissermaßen durch Zufall eine Methode fand, um den Informationsgehalt einer chemischen Struktur von seiner chemischen Trägersubstanz zu trennen und auf eine andere Substanz zu übertragen. ,,We are suggesting, that what *Hahnemann* found quite by accident was a means of separating the structural informational content of a chemical from its assoziated chemical mass" [79].

Der ,,Geist der Arznei"

Im homöopathischen Schrifttum ist häufig von einem ,,Geist der Arznei" die Rede. Man versucht mit diesem Ausdruck nicht selten das ganzheitliche Gefüge der Wirkungstendenzen einer Arznei zu kennzeichnen, ähnlich wie man das ganzheitliche Gefüge der Erscheinungen und Tendenzen einer Zeitepoche als ,,Zeitgeist" zusammenfaßt. Dagegen dürfte nichts einzuwenden sein, da auf diese Weise nur die eindrucksvolle Harmonie der komplexen Wirkungstendenzen eines Arzneimittels angedeutet wird.

Ein ,,Geist der Arznei" soll aber auch bei ihrer Wirkung im Spiele sein. Diese Vorstellung erregt begreiflicherweise Anstoß. Sie mag darauf zurückzuführen sein, daß *Hahnemann* der Arznei, insbesondere der potenzierten Arznei eine ,,geistartige Kraft" und eine ,,geistartige Wirkung" zuschrieb und diese Formulierungen in seinen Werken häufig verwendete. Auf *Hahnemanns* Begriff der Geistartigkeit wurde schon im I. Abschnitt im Kapitel über die Lebenskraft eingegangen. Dort betraf er vor allem die Erkrankung, die *Hahnemann* als Verstimmung der geistartigen Lebenskraft erklärte.

In bezug auf die potenzierte Arznei wollte *Hahnemann* durch diesen Begriff der Geistartigkeit zum Ausdruck bringen, daß ihre Wirkung *nicht chemisch* zu verstehen ist. Diese Aussage erläuterte er am *Beispiel des potenzierten Phosphors* durch den Hinweis auf eine bemerkenswerte Beobachtung. Während substanzieller Phosphor an der Luft in Phosphorsäure übergeht, konnte *Hahnemann* feststellen, daß potenzierter Phosphor auch nach langer Lagerung an der Luft immer noch im Sinne des Arzneimittelbildes von Phosphor wirksam blieb. Er sah, daß potenzierter Phosphor ,,also ganz und gar nicht zu Phosphorsäure zersetzt worden ist, welche höchst verschiedene arzneiliche Wirkungen auf das menschliche Befinden äußert". Daran könne man erkennen, „wie gänzlich die Arzneisubstanzen durch die von der Homöopathie zuerst angewandte Potenzierung mittels Reibens und Schüttelns aus ihrer chemischen Sphäre entfernt werden" [80].

Diese von *Hahnemann* treffend erkannte nicht chemische Wirkung bezeichnet er an anderen Stellen auch als geistartig oder immateriell. Heute läßt sich diese nicht chemische Wirkung als informative Signalwirkung auffassen. Ebenso wie den Leistungen der Regelkreise liegen auch den informativen Wirkungen der Signale Ordnungszustände zugrunde, die Formprinzipien darstellen und als solche immateriell genannt werden können. Unter diesem Gesichtspunkt erscheint die Auffassung und die Ausdrucksweise *Hahnemanns* nicht mehr so fremdartig. Selbstverständlich benötigen sowohl Regelkreise als auch Signale materielle Grundlagen. Das trotzdem Immaterielle der genannten Ordnungszustände zeigt sich besonders deutlich beim Signal und zwar bei der Signalübertragung. Der Ordnungszustand eines Signals benötigt wohl ein materielles System zu seiner Erscheinung, ist aber dennoch, wie schon oben betont, von einem speziellen materiellen System oft grundsätzlich unabhängig, da er ohne Bedeutungsverlust auf ein geeignetes anderes materielles System übertragbar ist. Eine akustische Signalquelle kann zerstört und ihr Signal verklungen sein, trotzdem muß der Ordnungszustand dieses Signals nicht mit der materiellen Grundlage ebenfalls untergegangen sein, er kann davon unabhängig und daher gewissermaßen als immaterielles Phänomen auf ein Magnetband übertragen worden sein, dort weiterbestehen und von dort aus erneut zur Wirkung kommen. Bei dieser Betrachtungsweise kann man auch die Wirkung einer höheren Potenz, wenn auch nicht ganz im Sinne *Hahnemanns,* so doch mit gutem Grund immer noch als Wirkung eines immateriellen Phänomens, nämlich als Wirkung des Ordnungszustandes des Arzneisignals bewerten.

Hahnemann sah sich zu seiner Zeit mangels besserer Vorstellungen und Ausdrucksmöglichkeiten gezwungen, die Wirkungsweise seiner Arzneien durch zwei negative Aussagen einzugrenzen. Er erklärte die Potenzwirkung einerseits als *nicht chemisch* und als immateriell sowie andererseits als *nicht geistig* und blieb bei der Umschreibung „*geistartig*". Heute kann man den Sachverhalt durch positive Begriffe fassen und von Signalwirkung und informativer Beeinflussung sprechen. Die leicht mißverständlichen Bezeichnungen geistartig und immateriell werden dadurch entbehrlich.

Wie im Kapitel über die Lebenskraft soll nun auch hier an einschlägigen Textstellen aus dem „Organon der Heilkunst" gezeigt werden, wie eine sinngemäße Übertragung der *Hahnemann*schen Ausdrucksweise in die heutige Terminologie möglich ist und wie veraltet wirkende Texte dadurch in neuem Lichte erscheinen.

Texte bei *Hahnemann*	Übertragungen
Die Potenzierung	
§ 269	
„Diese merkwürdige Veränderung in den Eigenschaften der Naturkörper, durch mechanische Einwirkung auf ihre kleinsten Teile, durch Reiben und Schütteln, entwickelt die latenten... *dynamischen Kräfte*, welche... auf das Lebensprinzip... Einfluß haben."	Diese merkwürdigen Veränderungen in den Eigenschaften der Arzneistoffe durch die mechanischen Einwirkungen des Reibens und Schüttelns entwickeln *Signale*, welche die Regeleinrichtungen beeinflussen.
§ 270	
„Durch diese mechanische Bearbeitung... wird bewirkt, daß die... Arzneisubstanz mittels solcher höheren Dynamisationen sich endlich ganz zu *geistartiger Arznei-Kraft* subtilisiert und umwandelt."	Durch diese mechanische Verarbeitung wird bewirkt, daß sich die Zubereitung der Arzneisubstanz durch die fortgesetzten Manipulationen der Potenzierung schließlich zu einer ausschließlich *informativ wirkenden Arznei* umwandelt.
Die Arzneiwirkung	
§ 11 Anm.	
„Die *dynamische Kraft der Arznei* auf das Lebensprinzip ist *nicht materiell*".	Die *Wirkung des Arzneisignals* auf die Selbstregulation ist *informativ.*

§ 16

Es „können Heilarzneien nur durch *dynamische Wirkung* auf das Lebensprinzip Gesundheit und Lebensharmonie wieder herstellen."

Kurative Arzneien können vielfach nur durch *informative Wirkung* auf die Selbstregulation das Gleichgewicht der Gesundheit wiederherstellen.

§ 20

Die „im inneren Wesen der Arznei verborgene *geistartige* Kraft... Krankheiten zu heilen..."

Die im Signalcharakter der Arznei liegende *informative* Möglichkeit, Krankheiten zu beeinflussen.

4. Die Verarbeitung des Arzneisignals beginnt mit einer Afferenzsynthese

Nur tiefe, chemisch wirkende Potenzen vermögen die Regelstrecken von Regelkreisen als Schwellenreize unmittelbar zu beeinflussen. Mittlere und hohe Potenzen sind an der Regelstrecke sicher unterschwellig und daher an dieser Stelle wirkungslos. Diese Feststellung bewog viele Kritiker zu der Folgerung, daß mittlere und hohe Potenzen überhaupt nicht als Arzneimittel wirksam werden können. Eine derartige Verallgemeinerung läßt aber den Aufbau der Regelkreise und die zwei verschiedenen Möglichkeiten ihrer Steuerung außer acht. Regelkreise können nicht nur über die Regelstrecke, sondern auch unmittelbar am Eingang der Regeleinrichtung gesteuert werden. Es spricht nichts dagegen, auch für homöopathische Steuerungen beide Wirkwege in Betracht zu ziehen. Da *mittlere und hohe Potenzen an den Regelstrecken unterschwellig und wirkungslos* sind, muß man bei gesicherten therapeutischen Ergebnissen annehmen, daß *die Steuerung der Regelkreise in diesen Fällen nicht an der Regelstrecke, sondern an der Regeleinrichtung* erfolgt.

Die Afferenzsynthese

Mittlere und hohe Potenzen erweisen sich einerseits als Arzneisignale, andererseits ist der Angriffspunkt ihrer Wirkung jeweils an der Regeleinrichtung des behandlungsbedürftigen Regelkreises zu suchen. Die Regeleinrichtung eines Regelkreises reagiert aber nur auf Istwertabweichungen von Regelgrößen der Regelstrecke. Um die Wirkungsmöglichkeit eines Arzneisignals auf eine Regeleinrichtung einsichtig zu machen, sind daher Vorstellungen zu entwickeln, die zeigen, wie dem Ordnungszustand eines aufgenommenen Signals im Organismus zunächst eine informative Bedeutung beigelegt werden kann und wie diese schließlich imstande ist, im Sinne einer Istwertabweichung auf die Regeleinrichtung eines Regelkreises einzuwirken. Es ist naheliegend, sich dazu an der Datenverarbeitung und informativen Kommunikation zu orientieren, die bei der bewußten Wahrnehmung und Verarbeitung von Signalen abläuft.

Die bewußte Signal- und Informationsverarbeitung kann man sich am *Beispiel des Signals einer Verkehrsampel* vergegenwärtigen. Die Verarbeitung des materiellen Signals und seines Ordnungszustandes bildet dabei die Grundlage für die entsprechende Informationsübertragung und für die Verwirklichung der informativen Kommunikation. Beim Lichtsignal der Verkehrsampel bildet das Licht das materielle System des Signals. Der spezielle Ordnungszustand der beispielsweise grün wahrnehmbaren Wellenlängen erhebt die Erscheinung im Zusammenhang mit der ordnungsgemäßen Form und Aufstellung der Ampel zum Signal und Informationsträger. Solange der Signal- und Informationsfluß noch keinen Empfänger erreicht und nur *die formalen Eigenschaften der Signalstruktur* eine Rolle spielen, ist nach der Ausdrucksweise der Kybernetik lediglich *der syntaktische Aspekt der Information* [81] gegeben. Der Begriff der Syntax ist der Grammatik entnommen und verweist darauf, daß hier wie beim Satzbau nur Ordnungsregeln maßgebend sind.

Der Empfänger assoziiert das wahrgenommene grüne Lichtsignal mit erlernten und gespeicherten Daten, welche dem Signal *die Bedeutung* „freie Fahrt“ zuordnen. Auf diese Weise wird *der semantische Aspekt der*

Information aufgebaut. Damit sieht sich der Verkehrsteilnehmer aber noch nicht unbedingt zu einer Handlung veranlaßt. Es kommt vor, daß der Verkehrsteilnehmer am Straßenrand parkt, das Signal wahrnimmt und seine Bedeutung erkennt, sein Fahrzeug aber trotzdem nicht in Bewegung setzt, weil er weiterhin zu parken beabsichtigt.

Wenn sich der Verkehrsteilnehmer auf der Fahrbahn befindet und auf das Signal für freie Fahrt wartet, wenn *die Situation und die Tendenz* in entsprechender Weise gegeben sind, dann bewirkt das Signal auch die zugeordnete Handlung des Verkehrsteilnehmers. Nach dem Sprachgebrauch der Kybernetik ist nun auch *der pragmatische Aspekt der Information* erkennbar. Der Verkehrsteilnehmer beginnt zu fahren, das Signal kam voll zur Wirkung.

Das Beispiel zeigt, daß die Information dem materiellen Signal nicht ohne weiteres entnommen werden kann, und daß diese durchaus nicht immer eine Aktion zur Folge hat. Der Signalempfänger führt das Handlungsprogramm nur dann aus, wenn der *Auslösereiz*, das *Gedächtnis* und eine aktuelle *Motivation* zusammenwirken und eine sogenannte Afferenzsynthese aufbauen, wie sie in ähnlicher Gliederung auch beim bedingten Reflex vorliegt [82]. Die Verarbeitung und Wirkung eines Arzneisignals folgt mit größter Wahrscheinlichkeit grundsätzlich denselben Prinzipien. Die Abb. 17 wird die Verhältnisse veranschaulichen.

Die syntaktische Arzneiinformation

Solange eine höher potenzierte Arznei in der Apotheke aufbewahrt wird, ist sie vor allem durch die arzneispezifischen Strukturen ihrer Signale gekennzeichnet. Diese vermögen zwar in bestimmten Systemzusammenhängen informative Bedeutung zu tragen, vermitteln diese Bedeutung aber noch nicht, da sie noch nicht auf einen konkreten Empfänger einwirken. Die potenzierte Arznei besitzt somit in der Apotheke *die Voraussetzungen für eine Wirkung als Signal und Informationsträger.* Von der sozusagen potentiellen Information zeigt sich nur *der physikalisch-syntaktische Aspekt* der arzneispezifisch geordneten molekularen Struktur. Diese ist bei mittleren Potenzen durch die Konfiguration der Arzneimoleküle gegeben, bei hohen Potenzen nach der ausgeführten Arbeitshypothese durch die sekundär geprägten inter- und intramolekularen arzneispezifischen Strukturmuster der Potenzierungsmedien.

Die semantische Arzneiinformation

Während einer homöopathischen Behandlung ist nach der Aufnahme der potenzierten Arznei ebenso wie nach der bewußten Aufnahme eines sinnlich wahrnehmbaren Signals eine semantische Verarbeitung notwendig, damit das Signal eine informative Kommunikation aufbauen kann. Dazu muß der Organismus ebenso wie der Empfänger des Verkehrssignals bereits eine *Lernphase* durchlaufen haben, in welcher er das betreffende Strukturmuster kennenlernte, seine Bedeutung erfuhr und beides speicherte. So vorbereitet vermag der Organismus später während einer Behandlung in einer *Kennphase* einerseits das Muster des Arzneisignals als bekannt aufzunehmen und andererseits dieses mit der seinerzeit erfahrenen Bedeutung des gespeicherten Strukturmusters zu assoziieren. Die Arzneiinformation gewinnt dadurch eine Bedeutung für den betreffenden Organismus und zeigt nicht mehr bloß einen physikalischen und syntaktischen Aspekt. *Der individuelle semantische Aspekt* kam hinzu.

Die Lernphase

In der sogenannten Lernphase, welche informative Kommunikationen vorbereitet, erfolgt der Aufbau und die Speicherung eines kombinierten Datenmusters, das aus zwei Teilen besteht. Im Vergleichsbeispiel, welches das Verkehrssignal betraf, wurde dem grünen Licht durch Übereinkunft die Bedeutung „freie Fahrt" zugeordnet und diese Datenverbindung dem Empfänger durch Belehrung eingeprägt. Die *Übereinkunft* setzte die *Bedeutung* des Signals fest. In bezug auf das Arzneisignal ist anzunehmen, daß der Organismus eine entsprechende Lernphase *während der Erkrankung* durchläuft, wobei er das molekulare Strukturmuster eines pathogenen Stoffes mit dem Muster der erlittenen Schäden verbindet und als kombiniertes Datenmuster speichert. Hier verweisen die erlittenen *Schäden* auf die *Bedeutung* jenes Stoffes für den betreffenden Organismus.

Die Annahme einer Speicherung des entscheidenden Strukturmusters eines pathogenen Stoffes, das sich mit dem Muster der erlittenen Schäden zu einem einheitlichen Erinnerungsmuster verbinden soll, verursacht jedoch eine Denkschwierigkeit. Wenn es sich um eine Vergiftung oder um eine Infektionskrankheit handelt, kann das molekulare Strukturmuster des Vergiftungsstoffes oder das molekulare Strukturmuster eines Bestandteiles des Krankheitserregers festgehalten und gespeichert werden. Wenn es sich aber um meteorologisch, zivilisatorisch oder psychisch ausgelöste Erkrankungen handelt, ist dies nicht ohne weiteres möglich. Im Laufe der Krankheitsentwicklung bilden sich aber auch in diesen Fällen pathogenetisch entscheidend wirkende Stoffe, und die Strukturmuster dieser Zwischenprodukte der Pathogenese vermag der Organismus sehr wohl zu speichern und mit den entsprechenden Mustern der erlittenen Schäden zu verbinden.

Die Strukturmuster von ursprünglich krankheitsauslösenden Stoffen und die Strukturmuster von Zwischenprodukten der Pathogenese kann man als *Muster von Störgrößen* zusammenfassen. Die entsprechenden Muster der erlittenen Schäden kann man als *Muster von Istwertabweichungen an den Regelstrecken* der betroffenen Regelkreise auffassen. In der Lernphase der hier analysierten Kommunikation erfolgt somit jeweils *die Verbindung des Musters der aufgetretenen Störgröße mit dem Muster der erlittenen Istwertabweichungen zu einem einheitlichen Erinnerungsmuster.* Die enge Verbindung beider Muster ist durch die Koinzidenz der beiden Ereignisse ausreichend begründet. Das Auftreten der Störgröße und die Ausbildung der Istwertabweichungen wird gleichzeitig erlebt und gemeinsam gespeichert.

Die Kennphase

Für eine homöopathische Behandlung wird die Arznei so gewählt, daß ihre Wirkungstendenzen die behandlungsbedürftigen Prozesse mit ausreichender Genauigkeit nachahmen. Bei der Schwellenreiztherapie durch niedere Potenzen erfolgt dadurch eine tatsächliche geringe Verstärkung der bereits bestehenden Schäden an der Regelstrecke, welche die kompensierenden Gegenregulationen auslöst. Bei der Therapie mit höher potenzierten Arzneien müssen die Arzneisignale an ihrem Einwirkungsort, nämlich an der Regeleinrichtung, wenigstens *eine drohende Verstärkung der bereits bestehenden Schäden ankündigen,* damit die beobachteten kompensierenden Gegenregulationen auch in diesen Fällen einsichtig werden. Diese ankündigende Signalisierung ist aus folgenden Gründen durchaus denkbar. Die homöopathisch gewählte Arznei besitzt ähnliche

Wirkungstendenzen wie der krankheitsauslösende Stoff oder bei nicht stofflichen Krankheitsauslösungen ähnliche Wirkungstendenzen wie das erwähnte entscheidende stoffliche Zwischenprodukt der Pathogenese. Diesen ähnlichen Wirkungstendenzen müssen formale oder andere vorläufig nicht näher definierbare Ähnlichkeiten zwischen molekularen Strukturelementen der homöopathisch gewählten Arznei und molekularen Strukturelementen des krankheitsauslösenden Stoffes oder Zwischenproduktes zugrunde liegen. Daraus folgen aber auch *Ähnlichkeiten zwischen Strukturelementen des Arzneisignals in der potenzierten Zubereitung und gespeicherten Strukturelementen des seinerzeit krankheitsauslösenden Stoffes* oder Zwischenproduktes. Während der Kennphase einer homöopathischen Behandlung vermag der Organismus diese Ähnlichkeiten festzustellen.

Die Kennphase beschränkt sich jedoch nicht auf diese Feststellung von Ähnlichkeiten. Das aus der Lernphase stammende kombinierte Erinnerungsmuster zeigt dem Organismus gleichzeitig die damals eingetretenen Schäden auf. Diese Schäden verweisen aber jetzt nicht nur auf die Bedeutung des seinerzeit gespeicherten Strukturmusters der damals wirksam gewesenen Störgröße. Man darf annehmen, daß der Organismus nun auch dem ähnlichen Strukturmuster des Arzneisignals *dieselbe Bedeutung* beilegt, da er auch sonst im Rahmen gewisser Variationsbreiten sehr ähnliche Strukturmuster oft identisch verarbeitet. Dieses Phänomen gleicher Reaktionen auf sehr ähnliche Reize ist in der Biologie so verbreitet, daß es auch hier auftreten kann. Damit wird aber das Strukturmuster des Arzneisignals mit einer Bedeutung versehen. *Das Arzneisignal erhält die Bedeutung des gespeicherten Störgrößenmusters.* Da das gespeicherte Störmuster einer bestimmten materiell schädigenden Störgröße entstammte, bewertet der Organismus nun das Arzneisignal aufgrund seines gleichsinnigen Strukturmusters sozusagen als Warnung vor einer neuerlichen materiellen Einwirkung jener Störgröße und neuerlichen entsprechenden Schädigungen.

Dieser Aufnahmemechanismus wirkt deshalb etwas kompliziert und schwer überschaubar, weil der Organismus hier ein Strukturmuster nicht in zutreffender Weise erkennt und bewertet, sondern einer zweifachen Täuschung unterliegt. Zunächst unterscheidet er das Strukturmuster der echten Störgröße und das Strukturmuster des Arzneisignals nicht genügend, da er beiden dieselbe Bedeutung assoziiert. Weiterhin vermag der Organismus nicht zu unterscheiden, ob das Strukturmuster, das auf eine

Störgröße hinweist und vor einer Schädigung warnt, nur als bloßes Signal sozusagen zum Schein einwirkt, oder ob das Signal von einer Stoffmenge ausgeht, deren tatsächlich schädigende Wirkung unmittelbar bevorsteht.

Im Grunde wird angenommen, daß diese Signalverarbeitung einem Warnprinzip folgt, das in ähnlicher Weise auch im bewußten Bereich Gefahren ankündigt und jedermann bekannt ist. Ein Sinneseindruck, etwa ein drohend geschwungener Stock, stellt ein Signal dar, welches ein Erinnerungsmuster aktualisiert. Dieses erinnert nicht nur daran, daß jene Zeichengebung schon bekannt ist, sondern auch daran, daß dieser Bewegung nicht selten ein schmerzhafter Schlag folgt. Aufgrund der Signalwahrnehmung vermag der Empfänger rechtzeitig Gegenmaßnahmen zu vollziehen, die vom motorischen Abwehrreflex bis zum überlegten Sicherungsprogramm reichen können. Auch diese Signalverarbeitung läßt sich in zwei Abschnitten irreführen. Zunächst kann der gefährlich aussehende Stock nur eine leichte Attrappe sein, die für einen wirklichen Schlag ungeeignet ist. Dennoch legt der Signalempfänger der täuschend ähnlichen Attrappe dieselbe Bedeutung bei wie einem festen Stock. Weiterhin kann das drohende Schwingen des Stockes nur zum Schein erfolgen und gar kein Schlag beabsichtigt sein. Auch das vermag der Signalempfänger meist nicht zu unterscheiden. Er reagiert in der Regel in jedem dieser Fälle in gleicher Weise mit einer reflektorischen Abwehrbewegung oder beginnt sich überlegt zu verteidigen. So zeigt sich auch bei Ereignissen dieser Art das identische Verhalten bei echter Einwirkung der echten Störgröße, bei der Erscheinung ihrer bloßen Attrappe und bei einer nur zum Schein ausgeführten Geste.

Der Grad der Ähnlichkeit, der zwischen einer echten Störgröße und ihrer Attrappe bestehen muß, um zu identischer Verarbeitung zu führen, erhellt besonders deutlich aus den Attrappenversuchen der Verhaltensforscher. Junge Wildhühner suchen beispielsweise auch dann Deckung im Gebüsch, wenn am Himmel eine künstliche Raubvogelattrappe erscheint. Dabei erweist es sich als ausreichend, wenn diese Raubvogelattrappe die Gestalt eines schwarzen Kreuzes mit bestimmten Größenverhältnissen der beiden Balken besitzt [83]. Die Ähnlichkeit der Attrappe in wenigen ausschlaggebenden Parametern genügt, um identische Wirkungen auszulösen.

In vergleichbarer Weise kann man ein Arzneisignal als eine *arzneiliche Attrappe* auffassen, welche die Störgröße qualitativ nachahmt und dem Organismus außerdem eine bedrohliche Quantität der Störgröße vortäuscht. Die Attrappe bewirkt damit gleichartige Regulations- und Kompensationsprozesse wie sie tatsächlich pathogene Mengen des tatsächlich pathogenen Stoffes zur Folge hätten.

Ererbte Erinnerungsmuster

Verschiedene bekannte Signalverarbeitungen und die dabei möglichen Täuschungen dienten als Denkmodelle für den hier ins Auge gefaßten Aufbau der semantischen Arzneiinformation. Es wurde ein zweiteiliges Erinnerungsmuster angenommen, welches aus dem Strukturmuster des krankheitsauslösenden Stoffes und dem Muster der erlittenen Schäden besteht und damit die Bedeutung des krankheitsauslösenden Stoffes für den betreffenden Organismus anzeigt. Mit Hilfe dieses Erinnerungsmusters kann ein homöopathisch gewähltes Arzneisignal auf jenen krankheitsauslösenden Stoff bezogen und mit dessen Bedeutung assoziiert werden. Das Arzneisignal verweist den Organismus sodann erneut auf die seinerzeit erlittenen Schäden und induziert dadurch im weiteren Verlauf der Verarbeitung die therapeutischen Gegenregulationen. Das zweiteilige Erinnerungsmuster, das diese Signalverarbeitung ermöglicht, bildet sich wahrscheinlich im allgemeinen zu Beginn und im Verlauf der jeweiligen *Erkrankung des behandlungsbedürftigen Patienten.* Aber ebenso wie in der tierischen Verhaltungsforschung nicht nur erworbene, sondern in anderen Fällen ererbte Bedingungen der Signalverarbeitung festgestellt wurden, so kommen wohl auch bei der Verarbeitung homöopathischer Arzneisignale wenigstens in einigen Fällen ererbte Erinnerungsmuster der genannten Art ins Spiel, die bereits während einer *Erkrankung eines Gliedes der Aszendenz* entstanden waren und vererbt wurden. Fast mit Sicherheit geht dies aus der Beobachtung und erfolgreichen Behandlungsmöglichkeit der sogenannten tuberkulösen Belastung hervor.

Nach dem Vorschlag von *Léon Vannier* [84] spricht man in der Homöopathie von einer tuberkulösen Belastung oder Tuberkulinie, die erworben oder ererbt sein kann. Eine *erworbene Tuberkulinie* liegt vor, wenn bei einem Patienten ein tuberkulöser Prozeß abgelaufen und abgeheilt ist, aber immer noch therapieresistente Funktionsstörungen auftreten, die vor der tuberkulösen Erkrankung nicht bestanden. In derartigen Fällen bilden seltene Einzelgaben mittlerer oder hoher Potenzen aus Verarbeitungen von Tuberkelbakterien, sogenannte Tuberkulin-Nosoden, oft eine auffällig wirksame Begleittherapie. Hier kommt nach den entwickelten Vorstellungen ein zweiteiliges Erinnerungsmuster zum Tragen, welches im Verlauf der tuberkulösen Erkrankung des Patienten entstand, Strukturelemente des Tuberkulins und das damit im Zusammenhang stehende Schadensmuster gemeinsam speicherte und nun im Zusammenwirken mit dem Signal der Tuberkulin-Nosode in der geschilderten Art an der Auslösung der Bewältigungsprozesse beteiligt ist.

Eine *ererbte Tuberkulinie* liegt dagegen nicht selten bei Kindern vor, die selbst nie an einer Tuberkulose litten, bei welchen aber eine tuberkulöse Erkrankung z.B. eines Elternteils bekannt ist. Es handelt sich meist um schwächliche appetitlose Kinder, welche auf die üblichen Behandlungsmethoden nicht ansprechen. Bei diesen chronisch kranken Sorgenkindern lassen sich durch Tuberkulin-Nosoden, vor allem in Form von Hochpotenzen, häufig überraschende Besserungen erzielen. Um diese Signalverarbeitung zu begreifen, muß man auch bei derartigen Kindern ein Erinnerungsmuster annehmen, welches das Tuberkulin-Signal im kindlichen Organismus mit einer Bedeutung assoziiert. Dieses Erinnerungsmuster kann aber nur ererbt sein, da das Kind selbst niemals am eigenen Körper eine Tuberkulose erlebt hatte. Das ererbte Erinnerungsmuster vermag im Kind wirksam zu werden, da es auch auf Schäden hinweist, welche das Kind beeinträchtigen. Die Bedeutung, die das ererbte Erinnerungsmuster dem Tuberkulin-Signal beilegt, ist nun auch für das Kind aktuell.

Freilich sind ähnliche Wirkungen von Tuberkulin-Nosoden auch bei Kindern zu beobachten, in deren Aszendenz keine Tuberkulose nachweisbar ist. Diese ist aber andererseits infolge der weiten Verbreitung dieser Krankheit in früherer Zeit niemals mit Gewißheit auszuschließen. Durch diese Unsicherheit sind überzeugende statistische Untersuchungen auf diesem Gebiet sehr erschwert, obwohl vergleichbare einschlägige Fälle auch in der Praxis eines einzelnen Beobachters in genügender Zahl gesammelt werden könnten.

Ähnliche Verhältnisse lassen sich auch im Hinblick auf die *Syphilis* feststellen, obwohl diesbezügliche Beobachtungen nicht so häufig möglich sind. Kinder, welchen das logische Denken schwerfällt und die deshalb bei sonst guten Schulleistungen nur bei Rechenaufgaben versagen, zeigen mit großer Regelmäßigkeit nach Verabreichung von Syphilis-Nosoden in Mathematik bessere Lernerfolge. Vielfach lassen sich diese Therapieergebnisse sogar durch die Noten für Schularbeiten und in Zeugnissen objektivieren. Derartige Kinder zeigen keine Zeichen einer angeborenen Syphilis, aber auch in der Aszendenz ist kaum jemals eine syphilitische Erkrankung festzustellen. Trotzdem ist eine Syphilis bei weiter entfernten Vorfahren niemals auszuschließen. Auch in diesen Fällen dürfte ein ererbtes Erinnerungsmuster vorliegen, welches molekulare Strukturelemente der Spirochäte unter anderem mit Schäden der logischen Funktionen verbindet. Das Signal der Syphilis-Nosode wird daher mit dieser Bedeutung assoziiert, vom kindlichen Organismus als Zeichen einer erneuten Bedrohung der ohnehin schon herabgesetzten logischen Fähigkeiten aufgefaßt und mit entsprechenden Regulationen beantwortet.

Das bedeutungslose Signal

Ein Signal kann auch wirkungslos bleiben. Wenn ein Empfänger keine Ähnlichkeit zwischen dem Erscheinungsmuster eines Signals und den bedeutungsvollen Mustern seines Erinnerungsvorrates feststellen kann, vermag er dem Signal keine Bedeutung zuzuordnen. Der Empfänger bemerkt das Signal zwar, aber er versteht es nicht. Das Signal bleibt für ihn ebenso gegenstandslos wie zahlreiche andere Eindrücke, die er ständig aufzunehmen gezwungen ist.

Dies gilt auch für die homöopathische Praxis. Das Arzneisignal eines unrichtig gewählten Medikaments ist therapeutisch wirkungslos. Wenn das Arzneimittelbild des gewählten Medikaments und das behandlungsbedürftige Krankheitsbild nur ungenügend übereinstimmen, kann auch das Signalmuster seiner Potenz im Kranken dem gespeicherten Strukturmuster der seinerzeit krankheitsauslösenden Störgröße nicht so entsprechen, daß der Organismus dem Signalmuster die Bedeutung der krankheitsauslösenden Störgröße beimißt. Dadurch kann *durch dieses Signalmuster bei diesem Kranken kein therapeutischer Wirkfluß* zustande kommen.

Die pragmatische Arznei-Information

Nicht nur ein unbekanntes Signal, auch ein erkanntes und in seiner Bedeutung verstandenes Signal führt unter Umständen nicht zu einer Aktion des Empfängers. Ein Verkehrsteilnehmer setzt sein Fahrzeug nach Erscheinen des grünen Lichtes der Verkehrsampel nur dann in Bewegung, wenn er sich auf der Fahrbahn befindet und die Absicht hat, seine Fahrt fortzusetzen, nicht aber, wenn er am Straßenrand parkt.

Ebenso reagiert ein Organismus, der ein Arzneisignal aufnahm und mit einer Bedeutung verband, vor allem dann, wenn diese Bedeutung für ihn *Aktualität* besitzt. Diese Aktualität ist dann gegeben, wenn die seinerzeit durch die krankheitsauslösende Störgröße erlittenen, im Erinnerungsmuster gespeicherten und jetzt auch auf das Signal bezogenen Schäden mit den derzeitigen pathologischen Istwertabweichungen des Organismus weitgehend übereinstimmen. Bei einer guten homöopathischen Arzneiwahl trifft dies zu. Das Signal verweist nun nicht mehr bloß auf drohende Schäden, sondern jetzt noch eindringlicher auf drohende Verschlimmerungen bereits vorhandener Schäden. So besteht gleichzeitig *ein Bedeutungs- und ein Problemzusammenhang* zwischen dem Arzneisignal und dem Zustand des kranken Organismus. Die zu Beginn der Behandlung vorliegende pathologische *Ausgangssituation,* auf welche das Arzneisignal wirkt, kam ins Spiel. Die aufgenommene Struktur des Arzneisignals und die assoziierten Daten tragen nun gemeinsam eine Information, an welcher *der aktuelle pragmatische Aspekt* in den Vordergrund tritt.

Graphische Darstellung und Zusammenfassung

Die Abb. 17 zeigt die verschiedenen Daten, deren Zusammenwirken zum Aufbau der pragmatischen Information führt, in verschiedenen Blöcken. Das aufgenommene Arzneisignal, dessen Strukturmuster nur eine syntaktische Information trägt, ist in Block A abgebildet. Aufgrund einer ausreichenden strukturellen Ähnlichkeit kommt es zu einer Assoziation dieses Signalmusters mit einem Störgrößenmuster, das der Organismus bereits von früher her kennt und das im linken Teil des Doppelblokkes B abgebildet ist. Dieses ähnliche Störgrößenmuster wird während der Vergleichsoperationen gewissermaßen aus einem Erinnerungsspeicher, der unter dem Strich der Graphik als Doppelblock C abgebildet ist, herangeholt. Das Erinnerungsmuster der verglichenen und ähnlich befundenen Störgröße bringt aber automatisch auch das Muster der damals erlittenen Schäden mit in die Datenverarbeitung. Das Muster der früheren Istwertabweichungen, also das seinerzeitige Schadensmuster, erscheint daher nicht nur im Datenspeicher des Doppelblockes C, sondern auch im rechten Teil des Doppelblockes B. Die Assoziation der Blöcke A und B, die aufgrund der Ähnlichkeit des Signal- und des Störgrößenmusters erfolgt, führt zu einem dreigliedrigen Datenkomplex, bestehend aus dem aufgenommenen Signalmuster sowie den aktualisierten Störgrößen- und Schadensmustern. Das seinerzeitige Schadensmuster haftet nun auch dem aufgenommenen Signalmuster an und erteilt diesem eine Bedeutung. In der Verbindung der Blöcke A und B trägt das Signalmuster daher jetzt eine semantische Information.

Wenn die seinerzeit erlittenen Schäden, auf die das Erinnerungsmuster hinweist, auch zur Zeit der Einwirkung des Arzneisignals immer noch oder wieder als aktuelle Istwertabweichungen bestehen, so können diese Übereinstimmungen zu einer weiteren Assoziation führen. Die aktuellen Istwertabweichungen des Kranken sind in Block D abgebildet, der die Regelstrecke des behandlungsbedürftigen Systems darstellt. Eine Kopie des Musters der derzeitigen Istwertabweichungen kann sich in diesem Falle aufgrund der Ähnlichkeit des seinerzeitigen und jetzigen Schadensmusters mit dem semantischen Datenkomplex verbinden, so daß diese Daten nun gemeinsam eine pragmatische Information tragen.

Durch die angegliederte Kopie der derzeitigen Istwertabweichungen kann diese Datenkombination auf die Regeleinrichtung einwirken, die im Block E dargestellt ist und als Regeleinrichtung nur auf Istwertabweichungen reagieren kann. Zwar enthält auch die Datenkombination der semantischen Information bereits Istwertabweichungen, nämlich die Istwertabweichungen der seinerzeit gespeicherten Schäden, so daß sie grundsätzlich auch in der Lage wäre, auf die Regeleinrichtung einzuwirken. Das angegliederte Muster der derzeitigen Istwertabweichungen ist aber zweifellos noch besser geeignet, die Regeleinrichtung anzusprechen und das Bewältigungsprogramm auszulösen.

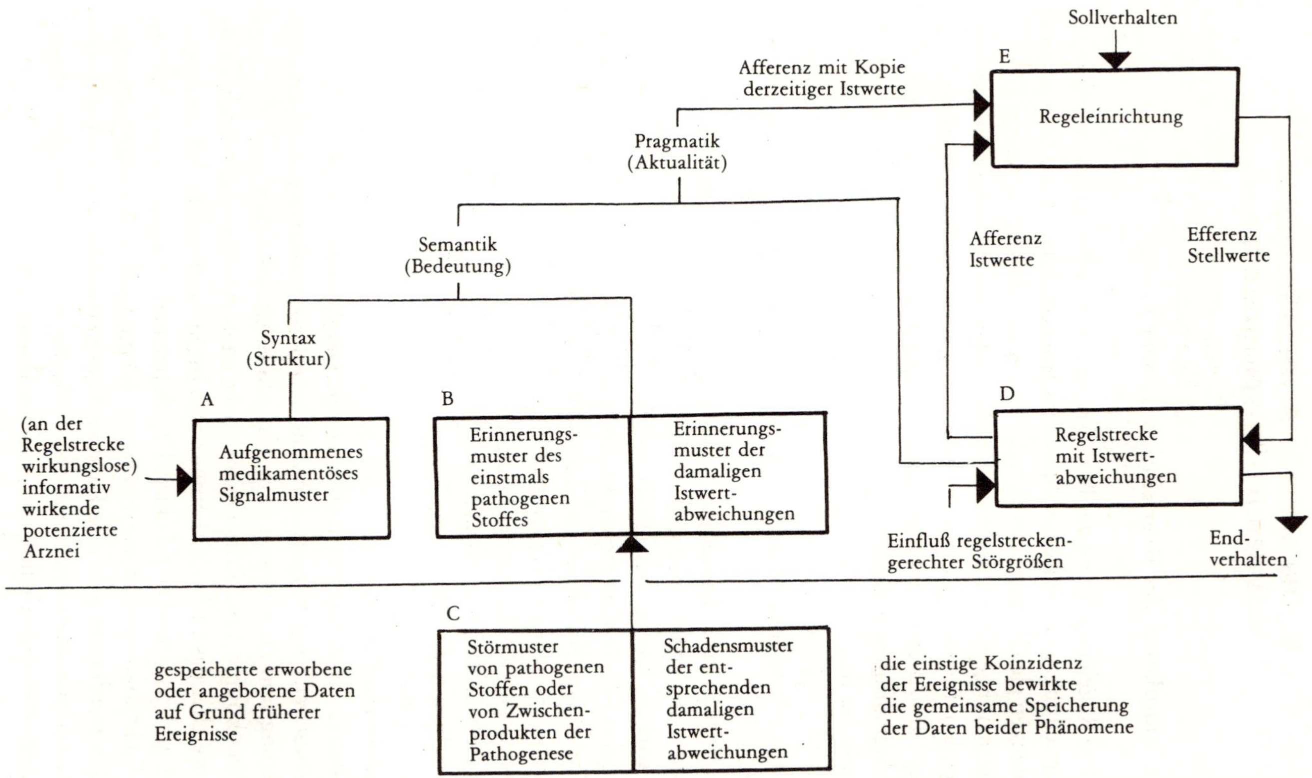

Abb. 17: Die Afferenzsynthese mit graphischer Hervorhebung des Aufbaues der syntaktischen zur semantischen und pragmatischen Information

5. Die aktuelle Arzneiinformation löst das Aktionsprogramm aus

Die Stimulation der Regeleinrichtung

Die Regeleinrichtung des Regelkreises empfängt nach der entwickelten Vorstellung während einer homöopathischen Behandlung mit höheren Potenzen gleichzeitig zwei Signale über die zur Zeit vorliegenden Istwertabweichungen. Fürs erste wirken die Istwertabweichungen der entsprechenden Regelstrecke ebenso wie schon vor der Behandlung auf dem Wege der Afferenz des Regelkreises auf die Regeleinrichtung weiter. Dieser Signalfluß bewirkte aber für sich allein bisher keine ausreichende Tätigkeit der Regeleinrichtung, da die kompensatorischen Impulse der Efferenz nicht genügten, um die Sollwerte an der Regelstrecke wiederherzustellen. Diese Insuffizienz der gesamten Regelung ist ja Gegenstand der Behandlung.

Während einer homöopathischen Behandlung mit höheren Potenzen wirkt jedoch noch eine zweite Afferenz auf die Regeleinrichtung, wie dies im vorigen Kapitel ausgeführt wurde. Dieser zweite, vom Arzneisignal ausgehende afferente Signalfluß führt bei seinem Eintritt in die Regeleinrichtung eine Kopie der zur Zeit vorliegenden Istwertabweichungen mit sich. So erreichen zwei getrennte Signale über die derzeitigen Istwertabweichungen die Regeleinrichtung auf verschiedenen Wegen, wie dies in den Abb. 17 dargestellt ist. Obwohl beide Istwertsignale ursprünglich von demselben Sachverhalt ausgehen, könnte die Regeleinrichtung doch so arbeiten, daß sie beide gleichzeitig eintreffenden Istwertsignale sozusagen summiert und bei dem Vergleich der Ist- und Sollwerte eine verdoppelte Istwertabweichung verarbeitet. Damit wäre plötzlich eine *verdoppelte Regelabweichung* vorgetäuscht, die zu erhöhter Aktivität der Regeleinrichtung und zu verstärkten regulativen Impulsen führt.

Man könnte diese Situation mit einer Beleuchtungsanlage vergleichen, bei welcher das Licht der Lampe zunächst nicht ausreicht, um einen Gegenstand genügend zu erhellen. Durch Hinzufügung eines Spiegels kann das Licht sozusagen auf einem zweiten Weg auf denselben Gegenstand gerichtet werden. Das direkte Licht und das gewissermaßen als Kopie desselben gespiegelte Licht summieren sich nun am beleuchtungsbedürftigen Gegenstand und erhellen ihn jetzt ausreichend.

Eine Überlagerung des Signalflusses, der von den Istwertabweichungen der Regelstrecke direkt auf die Regeleinrichtung wirkt, durch den Signalfluß, der vom Arzneisignal ausgeht und beim Eintritt in die Regeleinrichtung eine Kopie der Istwertabweichungen mit sich führt, sowie die Summierung ihrer Daten in der Regeleinrichtung, bildet jedoch nur *eine nicht ganz unwahrscheinliche Denkmöglichkeit.* Dasselbe gilt für die übrigen Verstärkungsmechanismen, die bereits im Zusammenhang mit der Verarbeitung der Schwellenreize erörtert wurden, nämlich für ein eventuelles Differentialverhalten von Elementen der Regeleinrichtung, für selbsttätig anhaltende Leistungen der Regeleinrichtung nach einem stimulierenden Anstoß und für eine breitere Tätigkeit der Regeleinrichtung nach der Verarbeitung eines konsensuellen Reizes, welcher der Störgröße nicht vollkommen entspricht und deshalb neue Elemente der Regelung ins Spiel bringt. Alle diese Verstärkungsmöglichkeiten sind in Betracht zu ziehen, da für eine therapeutische Wirksamkeit des arzneilichen Signalflusses eine Verstärkung angenommen werden muß. Es wäre aber verfrüht, sich auf bestimmte Mechanismen festzulegen.

Der Abbau der Pathologie

Nach der Verarbeitung der homöopathischen Information in der Regeleinrichtung folgt der weitere Wirkfluß den efferenten Bahnen des Regelkreises, wie dies im II. Abschnitt für die Wirkflüsse homöopathischer Schwellenreize beschrieben wurde. Die verstärkten Stellwerte der Regulation erreichen die Regelstrecke und führen die krankhaft abweichenden Istwerte der Regelgrößen in ihre Sollbereiche zurück. Der Wirkfluß einer höheren Potenz benützt somit zunächst nicht die Bahnen des gesamten Regelkreises, um die Regelstrecke zu normalisieren, wie dies bei Tiefpotenzen der Fall ist, welche den Regelkreis an der Regelstrecke steuern. Der Wirkfluß einer höheren Potenz, der von einem Arzneisignal ausgeht und den Regelkreis an der Regeleinrichtung steuert, leitet die Normalisierung der Regelstrecke im ersten Durchlauf nur über die efferenten Bahnen des Regelkreises ein, wie dies schon aus der Abb. 17 hervorging und in Abb. 18 nochmals deutlich zum Ausdruck kommen wird.

Die nach und nach normalisierten Istwerte der Regelgrößen an der Regelstrecke ziehen dann auch die Afferenz ins Spiel. Sie wirken über diese auf die Regeleinrichtung zurück und leiten im Ausmaß ihrer Normalisierung den *Abbau der erhöhten Aktivität der Regeleinrichtung* ein. Dies führt in weiterer Folge, sozusagen ab dem zweiten Durchlauf des Wirkflusses, auch zu einem schrittweisen *Abbau der Reaktionspathologie*. So wird nach der Einwirkung des Arzneisignals einer höheren Potenz schließlich ebenso wie nach dem Schwellenreiz einer tiefen Potenz der gesamte Regelkreis normalisiert, so daß er wieder auf physiologischer Stufe arbeitet. Dieser Sachverhalt wurde bereits durch Abb. 12 veranschaulicht.

Das Als-ob-Verhalten

Ein Rückblick auf die angenommene Verarbeitung von Arzneisignalen, die im einzelnen zwar hypothetisch, in ihren großen Zügen aber beinahe denknotwendig ist, erweckt den Eindruck eines mehrfachen Als-ob-Verhaltens.

Jede homöopathische Behandlung, sei sie nun mit einem Schwellenreiz oder mit einem Arzneisignal durchgeführt, kann schon aufgrund der Verwendung eines Simile als eine Täuschung des Organismus angesehen werden. Wenn auch die Abweichungen im Wirkungsspektrum eines Simile eine vorteilhafte Verbreiterung der Regulation verspricht, so trachtet der Therapeut doch so auf den Organismus zu wirken, *als ob die krankheitsauslösende Störgröße selbst erneut einwirken würde*, um die in Gang befindliche insuffiziente Regulation, welche auf diese Störgröße abgestimmt ist, möglichst konsensuell zu stimulieren. Bei einer Schwellenreiztherapie an der Regelstrecke gelingt das dadurch, daß man ein Medikament mit ausreichend formal ähnlicher Wirkung wählt. Die ätiologischen Unterschiede der krankheitsauslösenden und der medikamentösen Reizquelle fallen nicht ins Gewicht. Bei einer Signaltherapie ist es dagegen die arzneispezifische Struktur des Signals, welches der Organismus infolge der Ähnlichkeit so verarbeitet, als wäre es die Struktur eines Stoffes, der an der Pathogenese seiner Erkrankung beteiligt war. Hier erlaubt es die Unschärfe der Datenerkennung, daß der Therapeut dem Organismus die Struktur der Arznei anstelle der Struktur jenes Stoffes vorsetzen kann, der tatsächlich an der Pathogenese seiner Erkrankung entscheidenden Anteil hatte.

Bei der Verarbeitung von Arzneisignalen gibt es aber noch zwei weitere Einzelheiten, die Täuschungen gleichkommen. Nachdem die wahre Natur der arzneilichen Signalquelle nicht erfaßt wurde, verhält sich der Organismus nun auch noch so, *als ob eine massive stoffliche Einwirkung der Störgröße bevorstünde.* Im Rahmen des angenommenen Warnmechanismus ist es nicht möglich, das Ausmaß der Bedrohung festzustellen, vor welchem das Signal warnt.

Mit dem Erinnerungsmuster der krankheitsauslösenden Struktur, welche von der Arzneistruktur nicht unterschieden wird, ist nach der dargestellten Afferenzsynthese das Muster der seinerzeit verursachten Istwertabweichungen assoziiert. Dieses wird nun andererseits auch mit dem Muster der zum Behandlungszeitpunkt tatsächlich bestehenden Istwertabweichungen assoziiert, so daß der Wirkfluß, der vom Arzneisignal ausging, nun auch das Muster der derzeit bestehenden Istwertabweichungen in die Regeleinrichtung einbringt. Es ist anzunehmen, daß die Regeleinrichtung auf diese zusätzlich eingebrachten Istwertabweichungen so reagiert, *als ob die bestehenden Istwertabweichungen nun höhere Werte angenommen hätten* und ihre Aktivität verstärkt.

Unter diesen Gesichtspunkten nützt die traditionelle homöopathische Praxis mit höheren Potenzen unbewußt ein dreifaches Als-ob-Verhalten aus, das durch die gegebenen *Unschärfen der Datenverarbeitung* zustande kommt.

Erstverschlimmerungen nach Hochpotenzen

Nicht nur nach tiefen Potenzen, auch nach Hochpotenzen sind dem übereinstimmenden Urteil zahlreicher Autoren zufolge Erstverschlimmerungen möglich. Der Mechanismus ihres Zustandekommens ist aber nicht sofort einzusehen, da Erstverschlimmerungen zunächst mit verstärkten Istwertabweichungen an der Regelstrecke gleichgesetzt werden. Diese sind nach etwas zu starken Schwellenreizen chemisch wirkender Tiefpotenzen ohne weiteres verständlich. Erstverschlimmerungen nach Hochpotenzen, welche an der Regelstrecke wirkungslos sind, bereiten dagegen zunächst Denkschwierigkeiten.

Um die Möglichkeit der Erstverschlimmerungen nach Hochpotenzen darzustellen, ist vom großen Regelkreismodell auszugehen, das im II. Abschnitt entwickelt und durch Abb. 5 illustriert wurde. Das Hauptkennzeichen dieses Wirkungsgefüges ist die unterschiedliche Lokalisierung der unmittelbar erlittenen primären Schäden an der Regelstrecke und der aktiven Reaktionspathologie am Ausgang der Regeleinrichtung.

Unter diesen Gesichtspunkten waren bereits Erstverschlimmerungen nach tiefen Potenzen nicht mehr ausschließlich auf Veränderungen an der Regelstrecke zu beziehen. Die Abb. 11 erläuterte diese Auffassung. Eine Erstverschlimmerung nach tiefen Potenzen ist höchstens zum Teil als unmittelbare Wirkung einer etwas zu hoch gegriffenen Dosis an der Regelstrecke aufzufassen. In den meisten Fällen dürfte es sich aufgrund einer individuell erhöhten Reagibilität vorwiegend um verstärkte Aktivitäten der Regeleinrichtung handeln.

Im Hinblick auf diese Analyse der Erstverschlimmerungen nach tiefen Potenzen werden auch Erstverschlimmerungen nach Hochpotenzen einsichtig. Die Abb. 18 wiederholt die maßgebenden Einzelheiten. *Die Reaktionspathologie ist der Regeleinrichtung topologisch nachgeordnet, so daß jeder Reiz, der die Regeleinrichtung stimuliert, in weiterer Folge auch die Reaktionspathologie verstärken kann* oder diese sogar erweitert. Erstverschlimmerungen an der Regelstrecke sind im Rahmen dieser Vorstellung nach höheren und informativ wirkenden Potenzen allerdings nicht denkbar.

Arzneimittelprüfungen mit Hochpotenzen

Am Ende dieses Abschnitts soll schließlich auch noch die homöopathische Arzneimittelprüfung mit Hochpotenzen erörtert werden. Wenn ihre Ergebnisse der Kritik standhalten, sind die erzielten Prüfungssymptome ähnlich wie die Erstverschlimmerungen nach Hochpotenzen auf *Reaktionsprozesse* zurückzuführen, welche *durch die Aktivität einer stimulierten Regeleinrichtung* zustande kommen, ohne daß an der Regelstrecke des Systems Veränderungen gesetzt wurden.

Arzneimittelprüfungen mit Hochpotenzen sind umstritten. *Hahnemann* empfahl in späteren Jahren Prüfungen mit der 30. Zentesimalpotenz [85]. *Schoeler* hielt Arzneimittelprüfungen mit Hochpotenzen jedoch aufgrund theoretischer Überlegungen für abwegig [85]. *Mezger*, der erfahrenste homöopathische Arzneimittelprüfer in neuerer Zeit, nahm bei

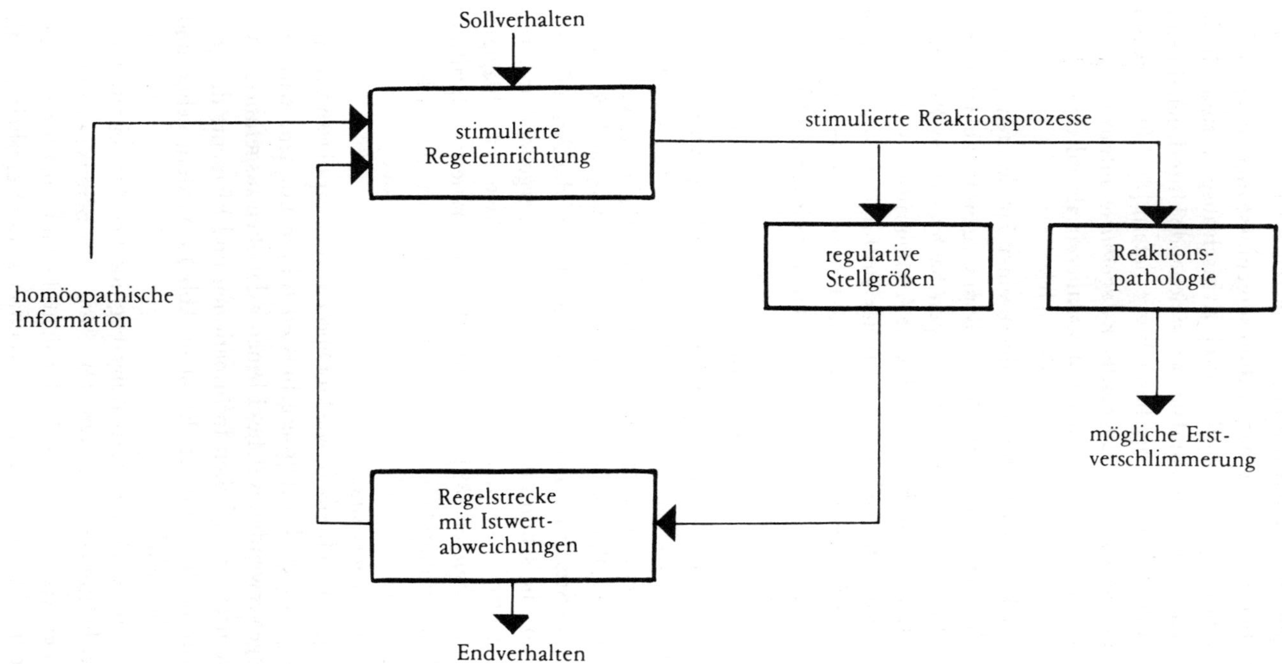

Abb. 18: Der Auslösungsmechanismus von Erstverschlimmerungen durch mittlere und hohe Potenzen

seinen Prüfungen nur deshalb von Hochpotenzen Abstand, weil er ,,die Ungewißheit über die Echtheit der Prüfungsergebnisse nicht noch mit einem weiteren Faktor erhöhen wollte" [87]. Kritisch ausgewertete Hochpotenzprüfungen werden nach und nach ausreichende Unterlagen für eine unvoreingenommene Beurteilung dieser Frage liefern [88]. Hier ist nur beabsichtigt, die *Denkmöglichkeit positiver Ergebnisse* aufzuzeigen, damit man Hochpotenzprüfungen nicht von vornherein als indiskutabel ablehnt.

Ein Denkmodell, welches die Wirkflüsse einer Hochpotenzprüfung möglichst wirklichkeitsgetreu abbildet, muß im Gegensatz zu den bisher dargestellten Situationen etwas andersartigen Sachverhalten Rechnung tragen. Fürs erste wird eine homöopathische Arzneiprüfung stets an Personen durchgeführt, die sich zu Beginn der Prüfung im sogenannten Gleichgewicht der Gesundheit befinden. Die Istwerte der angesprochenen Regelkreise liegen daher in den Bereichen ihrer Sollwerte. Die Hochpotenz ist hier nicht Arznei, sondern Prüfstoff.

Weiterhin zeigen gut dokumentierte Prüfungen, daß gerade diejenigen Funktionsbereiche der Testpersonen verwertbare Prüfungssymptome boten, die in der Vorgeschichte bereits erkennbaren ,,Belastungen" ausgesetzt waren. Ein potenzierter Prüfstoff, welcher nachträglich aufgrund der Prüfungsergebnisse z. B. eine Wirkung auf die Leber erkennen ließ, verursachte die aufschlußreichsten Lebersymptome während der Prüfung eher an Testpersonen, die schon in früheren Jahren vorübergehend an einer Leberstörung gelitten hatten, als an Personen, die keine einschlägigen Vorkrankheiten aufwiesen [89]. Homöopathische Arzneimittelprüfungen werden daher womöglich an Personen durchgeführt, die zu Beginn der Prüfung zwar *beschwerdefrei*, aber doch in diesem oder jenem Funktionsbereich *stigmatisiert* sind.

Um einsichtig zu beschreiben, wie Hochpotenzen unter diesen Voraussetzungen zu positiven Prüfungsergebnissen führen können, wird ein Wirkungsgefüge verwendet, welches Elemente der oben ausgeführten Afferenzsynthese nach arzneilichen Informationen und Elemente des großen Regelkreismodells verbindet. Es ist in Abb. 19 wiedergegeben und veranschaulicht den Wirkfluß.

Die angenommene Datenverarbeitung beginnt bei Arzneimittelprüfungen mit Hochpotenzen in derselben Weise wie die bereits geschilderte Verarbeitung der Arzneisignale beim Kranken. Die informative Struktur des potenzierten Prüfstoffs wird in einer Kennphase der Verarbeitung mit

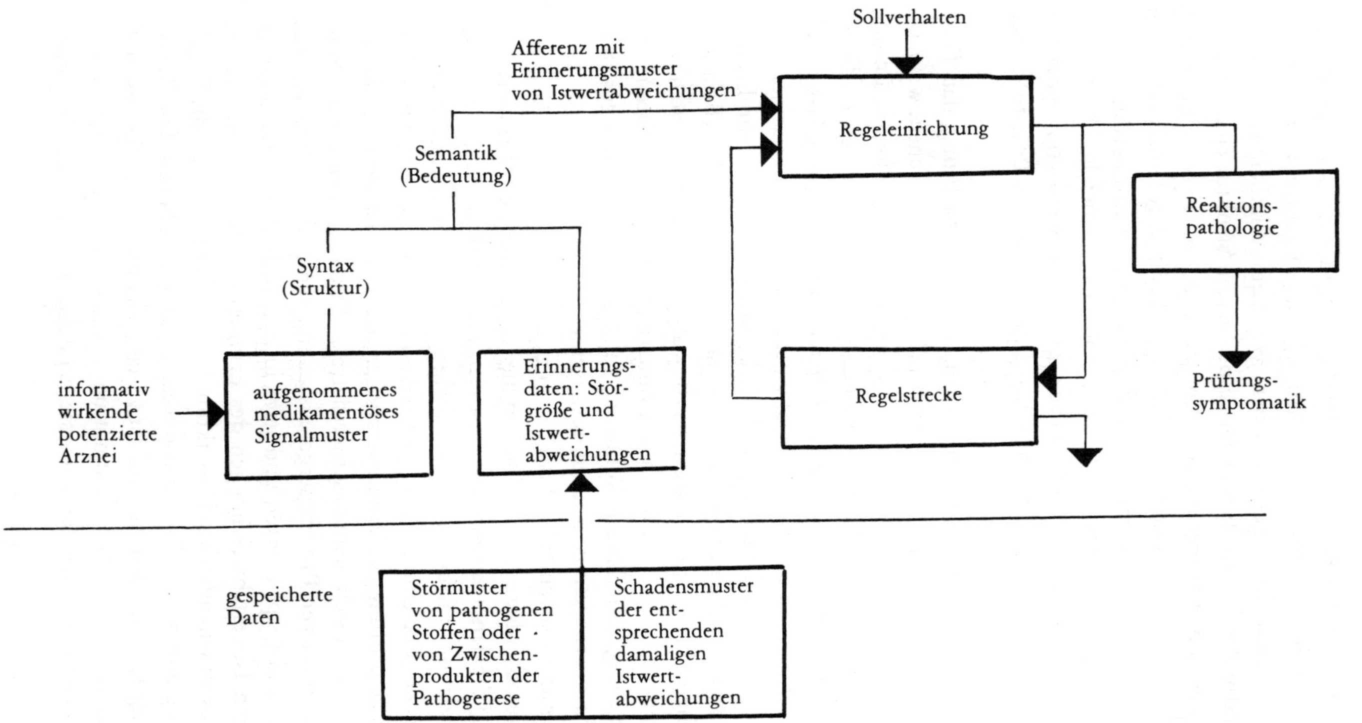

Abb. 19: Der Auslösungsmechanismus von Prüfungssymptomen bei homöopathischen Arzneimittelprüfungen mit mittleren und hohen Potenzen

Erinnerungsmustern von pathogenen Stoffen oder Zwischenprodukten pathogenetischer Prozesse verglichen, die im Organismus des Prüfers schon einmal eine Rolle gespielt haben. Wenn eine Ähnlichkeit zwischen der Struktur des Prüfstoffs und der gespeicherten Struktur einer von früher her bekannten Störgröße gegeben ist, erfolgt gleichzeitig mit dieser Erkennung auch eine Assoziation mit dem Muster der damals erlittenen Schäden, denn diese beiden Daten sind als zweiteiliges Erinnerungsmuster seit jener Einwirkung miteinander verknüpft, wie dies bei der Darstellung der Afferenzsynthese begründet wurde. Mit dieser Assoziation einer Bedeutung entsteht aus der syntaktischen Information des Prüfstoffs eine semantische Information.

Diese Auffassung berücksichtigt die erwähnte Beobachtung, daß Testpersonen besonders dann auf potenzierte Prüfstoffe ansprechen, wenn sie in ihrer Vorgeschichte bereits mit vergleichbaren Störgrößen in Berührung gekommen waren. Die Erinnerungsdaten beziehen sich in diesen Fällen auf bekannte ,,Belastungen" früherer Jahre. Oft genug lassen sich aber Reaktionssymptome eines Prüfers nicht mit Ereignissen seiner Vorgeschichte in Verbindung bringen. Hier könnte die Existenz von Erinnerungsmustern fraglich erscheinen. Aber sicher traten nie alle ,,Belastungen" früherer Lebensabschnitte in das Bewußtsein des Prüfers und hinterließen dennoch ihre biologischen Erinnerungsdaten, die während der Arzneiprüfung zum Tragen kommen. Auch sind, wie bereits erwähnt, ererbte Erinnerungsmuster nicht auszuschließen.

Bei therapeutischen Wirkflüssen erfolgt nach der auf S. 143 dargelegten Afferenzsynthese im Anschluß an die Einarbeitung der Erinnerungsdaten und die damit verbundene Assoziation einer Bedeutung auch noch die Assoziation mit den augenblicklichen Istwertabweichungen an der Regelstrecke. Für eine derartige Assoziation fehlen aber beim Wirkfluß einer Arzneiprüfung die Voraussetzungen, denn die Istwerte der Regelstrecke befinden sich beim beschwerdefreien Prüfer im Bereich der Sollwerte. Bei positiven Prüfungsergebnissen müssen es daher die seinerzeit erlittenen und gespeicherten und jetzt im semantischen Datenkomplex enthaltenen Istwertabweichungen des Erinnerungsmusters sein, welche bereits diesem semantischen Datenkomplex die Einwirkung auf die Regeleinrichtung und die Auslösung von Reaktionen ermöglichen. Die Regeleinrichtung spricht zwar nur auf Istwertabweichungen an, aber es muß sich dabei offenbar nicht unbedingt um derzeit gerade vorliegende Istwertabweichungen oder deren Kopie handeln, welche einen pragmatischen Datenkomplex kennzeichnen, es genügt bis zu einem gewissen Grade auch ein aktualisiertes Datenmuster von früher erlittenen Istwertabweichungen desselben Systems im Rahmen eines semantischen Datenkomplexes.

Bei Prüfern, die im angesprochenen System bereits einmal eine manifeste oder latente Störung erlebt haben, kann ein *Prüfstoff* in mittlerer oder hoher Potenz unter diesen Gesichtspunkten *eine semantische Information* übermitteln, welche die Regeleinrichtung auch bei normalen Istwerten der Regelstrecke stimuliert. Durch diese Aktivierung der Regeleinrichtung kann es zur Ausbildung einer *Reaktionspathologie* kommen. Bei einer homöopathischen Arzneimittelprüfung mit höheren Potenzen tritt diese Reaktionspathologie als *Prüfungssymptomatik* in Erscheinung und bildet das positive Ergebnis der Prüfung.

Anmerkungen

[1] *Klaus G.:* Wörterbuch der Kybernetik. Fischer Handbücher 1073, 1074. Frankfurt am Main und Hamburg 1969. Stichwort Black-box.

[2] Über Theorie und Praxis des Schwarzen Kastens. In: *Beer, St.*: Kybernetik und Management. S. Fischer Verlag. Frankfurt am Main 1959.

[3] Zur Geschichte der Regelungstheorie. *Steinbuch, K.:* Automat und Mensch. 3. Aufl. Springer Verlag. Berlin – Heidelberg – New York 1965. S. 325.

[4] *Wiener, N.:* Kybernetik, Regelung und Nachrichtenübertragung in Lebewesen und in der Maschine. 2. Aufl. Econ Verlag. Düsseldorf – Wien 1963. Titel der bei The Massachusetts Institute of Technology erschienenen Originalausgabe: Cybernetics or control and communication in the animal and the machine.

[5] *Hahnemann, S.:* Organon der Heilkunst. Hippokrates Verlag. Stuttgart 1979. Nachdruck der 6. Aufl., 1921, herausgegeben von *R. Hael.* Einleitung. S. 37.

[6] *Schoeler, H.:* Über angewandte Toxikologie. Die Pharmazie 5 (1950), 15. Sonderdruck der Deutschen Homöopathie-Union, Düsseldorf o. J. S. 51.

[7] Homöopathisches Arzneibuch. Amtliche Ausgabe. Deutscher Apothekerverlag. Stuttgart ab 1978.

[8] *Holst, E. v.:* Zur Verhaltensphysiologie bei Tieren und Menschen. Gesammelte Abhandlungen Bd. 1. Piper Verlag. München 1969. S. 278.

[9] *Spitzy, K. H.:* Einordnungsmöglichkeiten der homöopathischen Therapie und ihre Kontrolle. XXVIII. internationaler Kongreß für homöopathische Medizin. Kongreßberichte. Wien 1973 S. 455.

[10] *Holst, E. v.:* a. a. O. S. 81, S. 125.

[11] *Holst, E. v.:* a. a. O. S. 34, S. 114, S. 128.

[12] *Holst, E. v.:* a. a. O. S. 136.

[13] *Holst, E. v.:* a. a. O. S. 5.

[14] *Holst, E. v.:* a. a. O. S. 203.

[15] *Kötschau, K.:* Das Kontrarium in neuer Bedeutung. Dtsch. homöop. Monatsschr. 5 (1954), 201. S. 203 f.

[16] *Mezger, J.:* Inwiefern kann uns die Arndt-Schulzsche Regel . . . leiten? Dtsch. Ztschr. f. Homöop. 56 (1940), 159. S. 163.

[17] *Leeser, O.:* Einführung in die Homöopathie. Sonderdruck aus der Dtsch. Ztschr. f. Homöop. o. J. (etwa 1920). S. 19 f.

[18] Zit. n. *Tischner, R.:* Geschichte der Homöopathie. IV. Teil. Verlag Dr. W. Schwabe. Leipzig 1938. S. 636.

[19] *Halder, A.:* Das „Lebensphänomen" in der philosophischen Reflexion. In: Das Leben. Herder. Freiburg – Basel – Wien 1971. S. 690.

[20] *Wieser, W.:* Organismen, Strukturen, Maschinen. Fischer Bücherei 230. Frankfurt am Main und Hamburg 1959. S. 16.

[21] *Ranke, O. F.:* Physiologie des Zentralnervensystems vom Standpunkt der Regelungslehre. Urban und Schwarzenberg. München und Berlin 1960. S. 10.

[22] Zitiert nach *Neergaard, K. v.:* Dynamische Reaktionspathologie. Verlag Benno Schwabe. Basel 1946. S. 107.

[23] *Drogendijk, A. C.:* Der kybernetische Krankheitsbegriff. Münch. Med. Wschr. 102 (1960), 2577. S. 2579.

[24] *Leeser, O.:* Lehrbuch der Homöopathie Bd. 1 Grundlagen der Heilkunde. 3. Aufl. Karl F. Haug Verlag. Ulm/Donau 1963. S. 72.

[25] *Wieser, W.:* a. a. O. S. 78.

[26] *Hahnemann, S.:* Organon der Heilkunst. Vgl. Anm. [5]. In § 31, Anm.: „Wenn ich die Krankheit eine Stimmung oder *Verstimmung* des menschlichen Befindens nenne, so bin ich weit davon entfernt, dadurch einen *hyperphysischen* Aufschluß über die innere Natur der Krankheit ... geben zu wollen" (Hervorhebung nach dem Original).
[27] *Hahnemann, S.:* Organon der Heilkunst. Vgl. Anm. [5]. In § 11, Anm. nennt *Hahnemann* „solche Wirkungen dynamische", die in Kraft treten, „ohne daß ein sinnlich wahrnehmbarer Zusammenhang zwischen Ursache und Erfolg zu erkennen wäre". So bezeichnet *Hahnemann* an dieser Stelle auch die Übertragung von Infektionskrankheiten sowie die Magnetisierung eines Eisenstabes oder die Wirkung des Mondes auf die Gezeiten als dynamische Vorgänge.
[28] *Hahnemann, S.:* Organon der Heilkunst. Vgl. Anm. [5].
[29] *Hahnemann, S.:* Die chronischen Krankheiten. Bd. 4. 2. Aufl. Schaub Verlag. Düsseldorf, 1838. S. VI ff. Zweiter Nachdruck. Karl F. Haug Verlag. Heidelberg 1979.
[30] Der früher vertretene Erklärungsversuch, auf den *Hahnemann* hier Bezug nimmt, ist im „Organon der Heilkunst" dargestellt und auch in der 6. Aufl. dieses Werkes u. a. in § 32-34 beibehalten. Er bestand in der Annahme, daß die behandlungsbedürftige Krankheit durch ein „Übergewicht" (§ 64) der Arzneiwirkung „verdrängt" (§ 68) werde.
[31] *Berndt, D.:* Vergleich der Wirksamkeit mittlerer und hoher Potenzen. Allg. homöop. Ztg. 223 (1978), 65.
[32] *Wieser, W.:* a. a. O. S. 54 f.
[33] Brockhaus Enzyklopädie, Bd. 10 (1970), Stichwort: Krankheit.
[34] Brockhaus Enzyklopädie, Bd. 6 (1968), Stichwort: Ganzheit.
[35] *Hahnemann, S.:* Organon der Heilkunst. Vgl. Anm. [5]. S. 37.
[36] *Leeser, O.:* Einführung in die Homöopathie. Vgl. Anm. [17]. S. 19 f.
[37] *Gerstel, A. H.:* Der Sturmhut. Aconitum napellus. Österr. Ztschr. f. Homöopathie, Bd. 1 (1844), Heft 2.
[38] Eigene Beobachtung.
[39] *Kent, J. T.:* Zur Theorie der Homöopathie. Übersetzt von *J. Künzli v. Fimelsberg.* Verlag Grundlagen und Praxis. Leer 1973. S. 10.
[40] *Resch, G.:* Kasuistik zur Heringschen Regel. XXVIII. internationaler Kongreß für homöopathische Medizin. Kongreßbericht. Wien 1973. S. 383.
[41] *Berndt, D.:* a. a. O. S. 66, S. 70.
[42] *Mössinger, P.:* Allg. homöop. Ztg. 212 (1967), 193; 213 (1968), 145; 215 (1970), 385, 529; 216 (1971), 198; 218 (1973), 50, 111; 220 (1975), 62; 221 (1976), 26, 137, 177; 223 (1978), 197.
[43] *Wolter, H.:* Flor de Piedra D 3. Therapeutische Versuche bei Azetonämie des Rindviehs. Allg. homöop. Ztg. 224 (1979), 90.
[44] *Mössinger, P.:* Zum Arzneimittelbild und zur therapeutischen Wirksamkeit von Asa foetida beim Colon irritabile. Allg. homöop. Ztg. 223 (1979), 146.
[45] *Rahlfs, V. W.* und *Mössinger, P.:* Asa foetida bei Colon irritabile. Dtsch. med. Wschr. 104 (1978), 140.
[46] *Gebhardt, K.-H.:* Beweisbare Homöopathie. Karl F. Haug Verlag. Heidelberg 1980. S. 27, S. 35.
[47] *Martini, P., Oberhoffer G.* und *Welter, E.:* Methodenlehre der therapeutisch-klinischen Forschung. 4. Aufl. Springer Verlag. Berlin – Heidelberg – New York 1968. S. 33. f., S. 46.
[48] *Martini, P.:* Über Kasuistik und Statistik in der Medizin. Klin. Wschr. 39 (1961), 3.
[49] *Niebauer, G. W., Dorcsi, P.,* und *Kläring, W. J.:* Zur Wirkung homöopathischer Mittel am Beispiel des Rattenpfotenödems. Wien. tierärzt. Mschr. 64 (1977), 180.

[50] *Niebauer, G.W.*, *Kläring, W. J.*, und *Dorcsi, M.*: Die Wirkung von homöopathischem Apis D30 im experimentellen Entzündungsmodell. Der prakt. Tierarzt 3 (1978), 218.
[51] *Niebauer, G. W.*: Vgl. Anm. [49]. S. 183.
[52] *Niebauer, G.W.*: Vgl. Anm. [49]. S. 184.
[53] Homöopathisches Arzneibuch. Vgl. Anm. [7]. S. 18.
[54] *Hochstätter, K.*: Überblick über die homöopathischen Hochpotenzen. All. homöop. Ztg. 223 (1978), 49.
[55] *Hahnemann, S.*: Organon der Heilkunst. Vgl. Anm. [5]. § 270 mit Anm.
[56] *Braun A.*: Beitrag zur Geschichte der 50.000er Potenzen. Ztschr. klass. Homöop. 23 (1979), 1.
[57] *Wünstel, G.*: Die Allgegenwartskonzentrationen anorganischer Stoffe. Allg. homöop. Ztg. 224 (1979), 152.
[58] *Tölg, G.*, Max-Planck-Institut für Metallforschung, Labor für Reinstoffe, Schwäb. Gmünd.: Briefliche Mitteilungen an *Dr. Wünstel* und an den Verfasser. 1978.
[59] *Wüst, J.*: Über den physikalischen Nachweis der Wirksamkeit potenzierter Lösungen nach *Richard Beck*. Festschrift zum 25jährigen Bestand des Iso-Werkes Regensburg. Regensburg 1948.
[60] *Leeser, O.*: Grundlagen der Heilkunde. Vgl. Anm. [24]. S. 535 f.
[61] *Gutmann, V.*, *Plattner, E.*, und *Resch, G.*: Structural Considerations about Liquid Water and Aqueous Solutions. Chimia 31 (1977), 431.
[62] *Luu-d-Vinh, Cl.*: Les dilutions homéopathiques. Contrôle et étude par spectographie Raman-Laser. Thèse de Docteur en Pharmacie. Montpellier 1974.
[63] *Boiron, J.*: Einige Etappen der experimentellen Forschung auf dem Gebiet der Homöopathie. Allg. homöop. Ztg. 225 (1980), 246.
[64] *Smith, R. B.* jr. and *Boericke G. W.*: Changes caused by Succussion on Molecular Magnetic Resonance Patterns. Journal of the Americ. Inst. of Homeopathy 61 (1968), 179.
[65] *Dorcsi, M.*, Leiter des Ludwig-Boltzmann-Instituts für Homöopathie, Wien. Nicht veröffentlichte Vorträge.
[66] Für die Überführung einer 6. dezimalen Verreibung in die flüssige Phase ist im Homöopathischen Arzneibuch (vgl. Anm. [7]) S. 18 auch im Rahmen der Herstellung von Dezimalpotenzen ein einmaliger Potenzierungsschritt im Verhältnis 1:100 vorgeschrieben, so daß die 6. dezimale Verreibung unmittelbar zur 8. Verschüttelung verarbeitet wird.
[67] *Leeser, O.*: Grundlagen der Heilkunde. Vgl. Anm. [24]. S. 540.
[68] *Resch, G.*: Zur Frage der Hochpotenzen. Allg. homöop. Ztg. 226 (1981), 229 und 227 (1982), 3.
[69] *Mezger, J.*: Gesichtete homöopathische Arzneimittellehre. 4. Aufl. Karl F. Haug Verlag, Heidelberg 1977. Bd. 2, S. 1288.
[70] *Lewin, L.*: Gifte und Vergiftungen. Verlag G. Stilke. Berlin 1928. S. 922.
[71] *Mössinger, P.*: Das persönliche Rezept. Karl F. Haug Verlag, Ulm/Donau 1962. S. 240.
[72] *Kant, H.*: Eine Secale-Endangitis. Allg. homöop. Ztg. 225 (1980), 175.
[73] *Berndt, D.*: Notwendigkeit der Homöopathie für das Heildenken. Ztschr. klass. Homöop. 6 (1962), S. 4.
[74] *Merill, J. P.*: Nierentransplantation. Das mediz. Prisma 1964, Heft 3, S. 8.
[75] *Feer, H.*: Kybernetik in der Psychiatrie. Karger. Basel – München – New York 1970. S. 1.
[76] *Hassenstein, B.*: Was ist Information? Naturwissenschaft und Medizin 3 (1966), Nr. 13, S. 38,
[77] *Leeser, O.*: Grundlagen der Heilkunde. Vgl. Anm. [24]. S. 537.

[78] *Rawson, D. S.:* Die informative Matrix der potenzierten Arznei. Allg. homöop. Ztg. 223 (1978), 103.
[79] *Barnard, G. O.:* Microdose Paradox – A new Concept. Journal of the Americ. Inst. of Homeopathy 58 (1965), 205.
[80] *Hahnemann, S.:* Die chronischen Krankheiten. Vgl. Anm. [29]. Bd. 5, 1839. S. 1
[81] Zum syntaktischen, semantischen und pragmatischen Aspekt einer Information siehe *Klaus, G.:* Wörterbuch der Kybernetik. Vgl. Anm. [9]. Stichwort: Strukturelle Information.
[82] *Rüdiger, W.:* Unser Gehirn als Regelungs-und Informationsinstrument. VEB Verlag Volk und Gesundheit. Berlin 1970. S. 199
[83] *Holst, E. v.:* a. a. O. S. 253
[84] *Vannier, L.:* Les Tuberculiniques et leur Traitement. 2. Aufl. Dion. Paris 1958.
[85] *Hahnemann, S.:* Organon der Heilkunst. Vgl. Anm. [5]. § 128.
[86] *Schoeler, H.:* Über die wissenschaftlichen Grundlagen der Homöopathie. Habilitationsschrift. Die Pharmazie, 7. Beiheft (1948), 469. Sonderdruck der Dtsch. Homöopathie-Union, Düsseldorf o. J. S. 13.
[87] *Mezger, J.:* Über meine Erfahrungen mit Arzneimittelprüfungen. Allg. homöop. Ztg. 220 (1957), S. 10.
[88] *Bayr, G.:* Beobachtungen während einer Arzneimittelprüfung mit Adlumia fungosa D 30. Allg. homöop. Ztg. 224 (1979), 173.
[89] *Bayr, G.:* Eine Arzneimittelprüfung mit Adlumia fungosa. Allg. homöop. Ztg. 221 (1976), 45.

Sachverzeichnis